健康実用

安保 徹の免疫力を上げる45の方法

新潟大学名誉教授
安保 徹

Gakken

Dr.安保から

免疫力の低下を見逃さないで！あなたの免疫力をチェックしてみよう

テレビや雑誌などで、「免疫力の低下が病気を引き起こす」とか「○○で免疫力アップ！」といったフレーズを見聞きしたことがある人も多いはず。ところで、免疫力とは具体的にはどんなものなのでしょう？

免疫力とは、人が生まれながらにしてもつ体の防御システムのことです。細菌やウイルスなどの病原菌をはじめ、さまざまな外敵から自分を守るために人類が進化の過程で少しずつ獲得して身につけた仕組みです。

ところが近年、免疫力の低下によって病気や体調不良に悩まされる人が急増しています。免疫力は、かぜなどの感染症だけに限らず、がんやアレルギー疾患などさまざまな病気と深い関わりがあります。**健康維持のためには、免疫力を高め、その状態をキープすることが不可欠**というわけです。

◉体温の低下は免疫力が下がっているサイン

では、さっそく自分の免疫力がどんな状態にあるのか、確認してみましょう。まず、**チェックすべきは「体温」**。

ヒトの体内では、生命活動を維持するために各種の酵素が働いています。**酵素が最も効果的に働きやすい環境は、体の深部体温が37・2℃のとき**です。深部体温は家庭では測れないので、舌下やわきの下で自分の体温を測ってみるとよいでしょう。

舌下で測る場合で36・4℃以下、わきの下で測る場合では36・1℃以下のときは要注意のサインです。これは、深部体温が酵素が働くうえでベストな37・2℃よりも低いことを意味しており、体内での各酵素の働きが悪くなって、免疫力が低下していることを示しています。

◉血液検査でわかる白血球数も免疫力の指標

もう一つ、**免疫力の状態を知る重要な手がかりとして「白血球数」があります。**

白血球は、赤血球や血小板などと同じく血液成分の一種で〝免疫の要〟ともいえる存在です。白血球にはさまざまな種類があり、大きく次の3つに分けられます。

・**マクロファージ**（Mono）……**最も古い免疫細胞**で、すべての白血球の原型。大型の細菌などの異物を丸飲みして消化する。白血球全体の3～5%を占める。

・**顆粒球**《かりゅうきゅう》（Neutro、Eosino、Baso）……主に**好中球**《こうちゅうきゅう》**、好酸球**《こうさんきゅう》**、好塩**《こうえん》**基球**《ききゅう》などの種類がある。白血球の最大勢力で、54～60%を占める。体内に最も多く侵入する**細菌に対抗する役割**をもつ。

・**リンパ球**（Lympho）……主に**NK細胞、B細胞、T細胞**で構成される。進化の過程で**新しく獲得してきた免疫**。白血球全体の35～41%を占める。

自分の免疫力の状態をより詳しく知りたい場合は、血液検査を受けて白血球数やその内訳（白血球分画《ぶんかく》）を調べる必要があります。*目安としては、**白血球の総数が４０００／μℓ以下なら免疫力の低下が疑われます**。ただ、やせ型の人は少ない傾向があります。また、白血球のうちのリンパ球の割合（**リンパ球比率）が30％以下のとき、あるいは逆に50％以上と高すぎるときも要注意**です。

◉体温とリンパ球比率から起こりやすい病気がわかる

例えば、体温が36度以下で、リンパ球比率が白血球全体の30％以下になると免疫力が低下し、糖尿病やがんなどのリスクが高まります。反対に、リンパ球比率が50％以上になると免疫反応が過剰になり、花粉症やアトピーなどのアレルギー疾患を起こしやすくなるのです。では、こうした免疫力低下のサインに気付いたらどうすべきか？その方法をこの本で学び、実践していきましょう。

新潟大学名誉教授　安保　徹

＊健診に白血球分画の項目がない場合は、かかりつけ医などに調べたい旨を伝えるとよい。ただし、健康保険が適用されないこともある。

プロローグ

2つのポイントをおさえて免疫力アップ!あなたも病気知らずの体に

免疫力を高めるには一体どうすればよいのか? そのカギを握っている2つのキーワードがあります。それが「**副交感神経**」と「**高体温・高酸素**」です。

●副交感神経を活発に働かせる!

副交感神経とは、全身にはりめぐらされた自律神経のうちの1つで、交感神経と対になって働きます。生命維持のために、脳からの指令を受けて全身の機能を調節する役割を担う神経です。私たちの体は特に意識しなくても心臓が拍動し、食事をすれば消化・吸収が行われます。これはすべて自律神経の働きによるもの。2つの自律神経には以下のような働きがあり、それぞれが免疫系に深く関わっているのです。

・**交感神経**……主に日中の活動にそなえるため、体を**緊張状態**にして体内環境を整える。心拍数や血圧を上昇させ、胃腸の働きを抑える。免疫細胞である白血球のうち「**顆粒球**《かりゅうきゅう》」の比率を増やす。

・**副交感神経**……緊張をほぐし、心身を**リラックス**させて心拍数・血圧を安定させる。眠気を起こす働きや胃腸の動きを活発にする役割もあり、「**リンパ球**」の比率を増やす。

交感神経が優位に働くときは副交感神経が抑えられ、副交感神経が優位になるとその逆といったように、周囲の状況や心身の状態に応じて交互に働く仕組みになっています。

つまり、**交感神経と副交感神経がバランスよく働いていれば、免疫力も正常に機能**

します。ところが、**現代人の多くは、働き過ぎやストレス過多で交感神経が優位な状態に傾きがち**です。その結果、副交感神経がうまく働かず、免疫の要であるリンパ球が減って免疫力も低下してしまっているのです。逆にいえば、副交感神経が優位に働くように生活を整えれば、免疫力アップにつながるというわけです。

◉体を高体温・高酸素に整えよう!

体を**高体温・高酸素の状態に整えると、免疫力が高まるので、がん細胞が発生しにくくなります**。その理由は、免疫力を保つための基礎ともいえる、エネルギーをつくる仕組みにあります。

ヒトがエネルギーをつくる仕組みは、「**解糖系**」と「**ミトコンドリア系**」の2つに分けられます。

解糖系は、その名の通り食事でとった糖から、無酸素の状況下でエネルギーをつくり出すシステムです。素早くエネルギーをつくれるので瞬発力にすぐれているのですが、産出量が少ないうえパワーも長続きしません。そのため、体がすぐにエネルギー不足になりやすいのです。しかも細胞分裂を促す性質があるため、がん細胞が発生しやすくなります。また、細胞が低体温・低酸素の状態になりやすく、これはがん細胞にとって、非常にすごしやすい快適な環境です。つまり**解糖系のエネルギーに偏り過ぎると、がん細胞の発生や増殖を促しやすい**というデメリットがあるのです。

一方のミトコンドリア系は、解糖系エネルギーやそのほかの栄養素に加え、酸素を利用することで一度に大量のエネルギーを生み出し、しかもそのパワーが長持ちします。活動するための十分なエネルギーを得やすくなり、体の負担が少なくて済みます。

高体温・高酸素の環境に整えると、ミトコンドリア系が働きやすくなり、免疫力が高まって、がんなどの病気を寄せつけない健康な体になれるのです。そのため、**入浴して体を温めたり、体の冷えをとる食材をとったり、定期的に運動をして、酸素を十分に取り込む**習慣を身につけましょう。

目次

PART 2

ちょっと意識するだけでOK!

健康な体をつくる食習慣のコツ

PART 3

きつい運動は不要!

体を温める運動で免疫力を上げる

PART 6

ストレスは万病のもと

ストレスとの上手なつき合い方を知る

PART 7
オーダーメイドの対策！
体質や体調に合わせて免疫力アップ

PART 1

副交感神経を優位にする食材をとる

食材パワーで免疫力アップ！

免疫力アップ

1 酸味・苦味・辛味のあるイヤイヤ食品で老廃物を排出して、免疫力アップ！

イヤイヤ食品とは、いわゆる**酸味や苦味、辛味が強くて食べると思わず顔をしかめてしまう食べ物**のことです。

これらのイヤイヤ食品、ときどき、なぜだか無性に食べたくなることがありませんか？　実はこのとき、体はストレスがピークに達したというＳＯＳのサインを発しているのです。

嫌なもの反射を起こして、副交感神経を優位にする

ヒトの体には、嫌なものから逃れようとする機能が備わっています。これを**「嫌な**

もの反射（嫌悪反射）」といいます。

例えば、酸っぱい梅干しや苦味の強いゴーヤなどの刺激の強い食品が体内に入ってくると、体はこれを好ましくない〝毒〟が入ってきたと感じとり、**唾液が大量に分泌されたり、体がほてってきたりします**。

また、体内のものをいち早く排出しようとするため、胃腸の働きが活発になります。

このような分泌・排出の機能を担っているのは、**副交感神経**です。6ページでも述べましたが、副交感神経が優位になると心身がリラックスします。つまり、イヤイヤ食品を食べて**嫌なもの反射を起こさせることにより、無意識のうちに緊張をほぐしてストレスを解消しようとしている**のです。

3つのイヤイヤ食品を取り入れる

イヤイヤ食品をふだんの食事に取り入れ、副交感神経を優位にして免疫力を高めましょう。

【3つのイヤイヤ食品の特徴】

①酸味のある食品（酢、レモン、梅干しなど）……クエン酸や酢酸が含まれており、**疲労回復**の効果もある。**消化促進や血圧を正常にする作用**も期待できる。

②苦味のある食品（ゴーヤ、ピーマンなど）……**ほてりやのぼせをとり、夏バテ防止**にもよい。また、**イライラを鎮める作用**もある。

③辛味のある食品（とうがらし、しょうが、わさびなど）……**体を温める効果**があり、低体温の改善によい。

食べ方のポイントは、**自分の体調に応じて使い分けること**。疲れを感じたときは酸味のある食品を、ふだんから冷えが気になる人は体を温める効果の高い辛味のある食品を選びます。イライラが強いときは苦味のある食品がピッタリです。また、季節によって使い分けることも大切です。暑さで夏バテ気味のときは苦味のある食品がおすすめですし、寒さが厳しい冬は、辛味のある食品を積極的にとるとよいでしょう。

ただし、イヤイヤ食品のとり過ぎは要注意です。**刺激が強いだけに、とり過ぎると交感神経を刺激し、心身のストレスが高まって逆効果になる**おそれがあります。

酢の物は便通を整えて、免疫力をアップさせる

便秘気味の人は、自律神経のバランスが乱れて免疫力が下がっていることが多いものです。排泄を担う副交感神経を活発にして、自律神経のバランスを整えましょう。

そこでおすすめしたいのが**酢の物**です。酢の酸味で副交感神経を活性化させ、さらに、きゅうりや大根、にんじん、わかめ、もずくなどの野菜や海藻類の食物繊維が腸を刺激するので、これも副交感神経を優位にする効果があります。免疫力アップと便秘解消が同時にできて、まさに一石二鳥です。

Dr.安保のアドバイス

毎日、少しの酢の物を習慣にして、快便&副交感神経体質に！

免疫力アップ

2 主食を玄米にすれば、ビタミンやミネラルが大幅アップ

健康を維持するには、栄養バランスのとれた食生活が基本です。そのためにおすすめしたいのが、**食材を余すことなく食べつくす「丸ごと食品」**です。

玄米は一番外側のもみを除いただけの丸ごと食品です。白いごはん（精白米）と違い、胚芽やぬかが残されています。ここには**食物繊維**をはじめ、**糖質、たんぱく質、さらに鉄などのミネラルや、ビタミン類**が豊富に含まれます。そのため、**主食のごはんを玄米に変えるだけで、毎日の食事の栄養バランスがグンとよくなる**のです。

玄米は発芽・成長するための栄養素がぎっしりと詰まった、まさに生命力にあふれる食材です。そのため免疫力を高める力にもすぐれています。

◉玄米を発芽させて食べると、さらに免疫力がアップ

玄米のもつ栄養素をさらに高めるには、「発芽玄米」にして食べるとより効果的です。発芽させると、玄米に含まれるアブシジン酸という毒素も消失します。市販の発芽玄米もありますが、ふつうの玄米を発芽させる方法も覚えておくと便利です。**玄米を炊く前日から水に浸けておくだけ**なので簡単です。また、炊飯器によっては〝発芽モード〟がついているので、これを利用すれば短時間で発芽玄米ができます。

独特の歯ごたえや香りが苦手な人は、**週末だけ玄米ごはんにしたり、白米と混ぜて炊いたりしてもかまいません**。また、**大麦や粟、ひえなどの雑穀と一緒に炊いて食べる**とさらに栄養素がプラスされ、食感が変わるので飽きずに続けることができます。

Dr.安保のアドバイス

米の胚芽やぬかには栄養がぎっしり。〝白米→玄米〟で免疫力が上がる

免疫力アップ

3 丸ごと食べる小魚は栄養満点！1日1品食べて免疫力を上げる

ある漁村で行われた調査では、**高級魚の刺身をよく食べる人たちよりも、売れ残りの小魚を食べている人たちのほうが長寿**であったという結果が得られています。刺身は皮をはぎ、骨や内臓も取り除いてあります。一方、皮や骨、内臓なども丸ごと食べられる小魚は、多種類の栄養をとることができます。これが長寿の秘訣だったのです。

ごまや桜えびなどを使った手づくりふりかけを常備しよう

丸ごと食品は手軽に手に入り、しかも保存が利くものが多いので、**毎日の常備菜にして、1日1品はとる**のがおすすめです。毎食、何品もつくるのはたいへんですが、丸ごと食品をとるようにすれば、**品数が少なくてもバランスよく栄養がとれます。**

【丸ごと食品の上手なとり方】

・豆類……体内でつくれない**良質なたんぱく質**が豊富。大豆やいんげん豆、あずきなどは**薄皮をむかずに食べる。缶詰のミックスビーンズの水煮**を常備しておくと便利。

・種実類……**ごま、ピーナッツ、アーモンド、かぼちゃの種**などの種実類は**ビタミン類**が豊富で、血管の老化を防ぐ。**ごまはのりと混ぜてふりかけにする**とよい。**ナッツは小腹が空いたときのおやつ**におすすめ。

・小魚などの魚介類……特に**カルシウム**が豊富。**いりこ、しらす干し、桜えびでふりかけをつくり、食卓に常備**しておく。ごはんや冷や奴、サラダなどにふりかける。

Dr.安保のアドバイス

丸ごと食品を積極的に食べれば、少ない品数でも栄養バランス◎

免疫力アップ

4 体を温める薬味やスパイスで体温を上げ、免疫力を高める！

体が冷えて体温が下がると免疫力も低下します。体温を上げて免疫力を高めるためにおすすめなのが、**ねぎやしょうがなど、薬味によく使われる辛味食材。こしょうやとうがらしなどのスパイスもおすすめ**です。辛味成分で体が温まると、細胞中のミトコンドリアが活発に働いてエネルギー産出が高まり、体力をアップさせることもできます。また、辛味成分は副交感神経を刺激し、これも免疫力アップにつながります。

いつものメニューに薬味やスパイスをプラスするだけでOK

薬味やスパイスを手軽に毎日の食生活に取り入れるには、**食卓でサッとすぐに使え**

るようにしておくことがポイント。刻んだり、すりおろしたりしたものをタッパーなどに用意しておくか、市販のチューブ入りのものやパウダーを常備しておきましょう。

【手軽に薬味・スパイスをとる工夫】

【コツ1】チューブしょうがを加える……しょうがは体を温める成分が豊富。チューブしょうがを常備して紅茶やスープ、煮もの、炒めものなどにプラス。

【コツ2】自家製ねぎみそをつくる……ねぎを刻み、みそと混ぜるだけ。そのままごはんのおかずになるほか、野菜スティックのディップ、肉・魚料理の味つけにも。

【コツ3】こしょうをスープや炒めものに加える……食卓に常備し、味が薄いときなどにプラスする。

Dr.安保のアドバイス

チューブのしょうがやスパイスを調理の仕上げに加えよう!

免疫力アップ

5 冬が旬の食材や根菜を食べて、冷えを撃退!

免疫力アップには高体温をキープすることが肝心です。特に冷え症がある人は、意識して体を温めてください。体を温める食材を知り、うまく利用しましょう。

根菜たっぷりのみそ汁で体温を上げる

体を温める食材は主に冬が旬のものです。**かぼちゃやさつまいも、さといも、ブロッコリー、小松菜などがおすすめ**です。そのほか、**寒い地域でとれる鮭や、れんこんやごぼう、じゃがいも、たまねぎといった根菜類も体を温める作用**があります。

逆に控えたいのは、トマトやきゅうり、なす、セロリなどの夏野菜です。みかんやすいかなど水分の多い果物、バナナやパイナップル、キウイフルーツといった温暖な地域でとれる果物も体を冷やす性質のものが多いので気をつけましょう。

【体を温めるおすすめメニュー】

①**ねぎたっぷり石狩汁**……鮭、**大根**、**にんじん**などの具を煮込み、みそで味をつける。**ねぎの白い部分にはアリシンと呼ばれる辛味成分が豊富なので、たっぷり刻んで加える**とよい。また、**体を温める効果の高いしょうがのおろし汁**を加えてもよい。

②**さつまいものしょうが煮**……皮をむかずに1㎝ほどの厚さに切った**さつまいも**と千切りにした**しょうが**を煮て、しょうゆ、みりんで味をつける。はちみつや黒糖で甘みをつけ、レモン少々を加えておやつにも。

Dr.安保のアドバイス

北でとれる食材、冬が旬の食材は、体を温めて免疫力を高める

免疫力アップ

6 発酵食品に含まれる乳酸菌や麹菌の力で腸の免疫力を上げる

あまり知られていませんが、**腸は免疫の働きも担っています。**食事でとった食べ物には多くの細菌がついており、消化・吸収の過程でもさまざまな有害物質や毒素が生じます。これらをそのまま野放しにしておくと、たちまち下痢や感染症などの病気を引き起こしてしまいます。そこで、**腸の粘膜に無数の顆《か》粒球《りゅうきゅう》やリンパ球が集結し、体に有害な侵入物や異物を排除**しているのです。

そのため、腸の健康状態が悪化すると、便秘や下痢が起こるだけでなく、免疫力も低下してしまうことになります。つまり、**免疫力を高めるには腸内環境を良好に保つ**ことも必要です。それに最適なのが**発酵食品**です。

◉発酵食品は腸内の細菌バランスを整えてくれる

発酵食品とは、乳酸菌や麹菌、酵母菌といった微生物の力を借りて糖やたんぱく質などを分解させた食品のことです。ヨーグルトやチーズが真っ先に思い浮かぶ人も多いでしょうが、**日本の伝統的な食材にはこの発酵食品が多数あります。**

大豆を発酵させた**しょうゆ、みそ、納豆**をはじめ、**酢、日本酒、甘酒、ぬか漬け**などがその代表です。また、和風だしに欠かせない**かつおぶし**（枯節）も発酵食品です。

これらの発酵食品は発酵することで消化がよくなったり、アミノ酸などのうま味成分が加わってよりおいしく、そして栄養価も高くなっています。

しかも、それだけではありません。腸内細菌のバランスを整える働きもあるのです。

腸内細菌にはいわゆる善玉菌と悪玉菌があり、悪玉菌が優勢になると便秘や下痢をしたり、腸内腐敗や毒素の発生が進みます。また、発がん物質の産出を促すおそれもあります。発酵食品を毎日欠かさずとって、善玉菌が多い状態に整えると、こうした弊害を抑えられます。

◉日本ならではの調味料には、がんを抑制する効果がある

発酵食品のなかでも、**みそやしょうゆ**、**酢**、**甘酒に含まれているアスペラチンという成分には、がんを抑制する作用があること**がわかっています。さらに、**みそに含まれるリノレン酸とエチルエステルにもがん予防の効果**があり、注目されています。

日本人の食卓に長くなじみのあるこれらの食材を、免疫力アップのためにもふだんから取り入れていきましょう。

【発酵食品をたっぷりとれるおすすめメニュー】

①キムチ納豆……キムチもまた乳酸菌が多い発酵食品であるため、納豆との組み合わせは好相性。キムチを**炒めものなどに加えても**おいしい。

②具だくさんみそ汁……がんの予防・抑制に効果がある成分を含む**みそは、1日1食**

は必ずとりたい。野菜やきのこ、海藻、豆腐をたっぷり入れたみそ汁がおすすめ。

③黒酢ヨーグルト……発酵食品同士の組み合わせは腸内環境を整える効果が大。黒酢はふつうの酢よりもコクがあり、口当たりもまろやかなのでデザートにぴったり。甘味が欲しいときは**善玉菌を増やすはちみつやオリゴ糖、体を温める黒糖**が最適。

●乳酸菌は生きて腸に届かなくても免疫力アップに役立つ

ヨーグルトや乳酸菌飲料の宣伝文句に〝生きて腸に届く〟ことをアピールしている商品をしばしば見かけますが、生きたまま届いたとしても腸内の細菌に排除される可能性があります。実は、生きて届かなかったとしても、あまり問題はありません。乳酸菌の死骸や、**乳酸菌が分泌した成分が善玉菌のエサとして十分に役立つ**のです。

Dr.安保のアドバイス

調理の味つけには、しょうゆやみそ、酢を使って〝免疫の要〟腸を健康に！

免疫力アップ

7 食物繊維が豊富な海藻やきのこをとって、腸から元気な体に

腸は免疫において重要な役割を担っているため、腸の元気がなくなると免疫力にも悪影響が及びます。

その**腸を健康に保つために欠かせないのが食物繊維**です。食物繊維はヒトの消化酵素では消化・吸収できない成分ですが、だからといって不要なわけではありません。むしろその逆。免疫力を高め、健康を維持するには食物繊維なくしては不可能です。

腸が元気に働くには、腸内環境が整っていることが必須。その腸内環境を良好な状態に保つには、善玉の腸内細菌が活発に働いていなければなりません。**食物繊維は腸内細菌の繁殖地となり、腸内環境を整える手助けをしてくれます。**

【食物繊維の作用】

①腸を刺激して副交感神経を活発にする

食物繊維は消化できないが、それでも腸は消化するために活発に働く。これによって副交感神経が刺激される。すると、白血球のうち**リンパ球が増えて免疫力がアップ**。

②活性酸素を体外へ排出する

細胞の酸化を促す活性酸素を排出する作用がある。これによって、**動脈硬化やがんの発生を予防する効果**が期待できる。

1食に1品は野菜、きのこ、海藻を使ったメニューを

免疫力アップのためには、毎日しっかりと食物繊維をとりたいところ。ところが困ったことに、現代人の多くは食物繊維がかなり不足ぎみです。これを解消するために、**1日3回の食事で毎食1品は食物繊維を補給できるおかずをとりましょう**。外食が多い人は特に不足しやすいので、意識して食物繊維がとれるメニューを選びましょう。

食物繊維には水溶性と不溶性の2つの種類があり、それぞれ役割があるので**両方をまんべんなくとる**のがポイントです。

水溶性食物繊維は腸内で水分を含んで粘りけのあるドロドロした状態になり、有害物質を包み込んで排出する働きがあります。特に**果物や海藻、野菜に多く含まれています**。こんにゃくに豊富なグルコマンナンも水溶性食物繊維です。

一方、**不溶性食物繊維**は血糖値の急上昇を抑えたり、腹持ちがよいことからダイエットにも効果的です。便のかさを増やすので便秘解消にもおすすめです。また、有害物質を吸着したり、便と一緒に排出するため大腸がん予防にも役立ちます。こちらは**穀類やいも類、豆類、野菜、きのこ類に多く含まれています**。

【食物繊維が豊富な食材】

・**野菜(ごぼう、ほうれん草、モロヘイヤ、ブロッコリー、かぼちゃなど)**……活性酸素の排出を促す食物繊維のほか、**抗酸化作用のあるビタミンも豊富**。

・きのこ類（しいたけ、まいたけ、ぶなしめじ、えのきだけなど）……きのこ類特有の食物繊維の一種である**β《ベータ》グルカン**には、**腫瘍の発生を抑える作用**がある。

・海藻（昆布、わかめ、もずくなど）……海藻のぬるぬる成分はアルギン酸やフコイダンという食物繊維の一種。特に**フコイダンには腫瘍の自滅を促す働き**がある。

・玄米……**白米の約5倍の食物繊維**が含まれている。**ビタミン**や**ミネラル**も豊富。

食物繊維をたっぷりとるには調理法の工夫も重要です。**野菜やきのこ類は加熱調理によってかさを減らしたほうがたくさん食べられます。**また、**主食を玄米や雑穀米に**変え、**パンやパスタ**も全粒粉や精白されていないものを選ぶと食物繊維の摂取量を増やすことができます。

Dr.安保のアドバイス

食物繊維をたくさんとって腸の善玉菌を元気にすれば、免疫力が下がらない

免疫力アップ

8 いつもの野菜を天日干しすると、細胞が活性化して免疫力が上がる

日本では、昔から切り干し大根や干ししいたけをはじめ、さまざまな食材を天日干しにして活用してきました。現代のように冷蔵・冷凍の保存技術がなかった時代は干すことで野菜が少ない時期に備えていたのです。この**干し野菜は保存が利くだけでなく、太陽光に当てることで栄養素が増える**というメリットもあります。

例えば、**切り干し大根はカルシウムやビタミン類がギュッと凝縮**されて増えます。**干ししいたけはビタミンDの量がグンと増加する**ことがわかっています。しかも、素材のうま味が引き出されるため、おいしさも倍増します。さらに乾燥させてあるので短時間で調理できるなど、いいことづくしです。

◉野菜や果物を皮ごと切って日当たりのよい場所で干す

干し野菜のつくり方はとても簡単。**好みの野菜や果物などを皮をむかずに切って、天日干しにすればOK**。早く乾燥しやすいように**薄くスライスするのがポイント**です。

天日干しにするときは重ならないようにざるなどに広げ、日当たりと風通しがよい場所に置きます。干す時間は5時間ほどで、日差しが十分にある10時～15時ごろがおすすめです。室内なら日当たりがよく、風が通りやすい窓際で網戸にして干します。

◉野菜の皮にはサプリメントではとれない栄養素がぎっしり

野菜をはじめ、植物は紫外線や害虫から身を守るために「**ファイトケミカル**」と呼ばれるさまざまな物質をつくりだしています。代表的なファイトケミカルには、**ポリフェノール**や**カテキン**、**フラボノイド**、**カロテン類**などがあり、いずれも**アンチエイジングや抗酸化作用にすぐれています**。いわゆる色素や香り、苦味などの成分で、サプリメントではとることができない成分もたくさんあります。**外皮に多く含まれているため、野菜や果物はよく洗ってから、できるだけ皮をむかずに食べましょう。**干し野菜だけでなく、ふだんの調理でも皮ごと活用する工夫をするとよいでしょう。

【皮ごと食べるコツ】

［コツ1］調理前にスポンジでこすり洗いする

野菜専用のスポンジを用意し、泥汚れなどを流水で丁寧に洗い流して調理する。

［コツ2］皮ごと食べられない食材は、皮をお茶やジャムにする

たまねぎの薄皮はケルセチンという抗酸化成分が豊富。**煮出してお茶**にするとよい。

夏みかんやオレンジなど皮が厚い**柑橘類は、マーマレードやはちみつ漬け**にする。

Dr.安保のアドバイス

野菜や果物は、皮ごと天日干しにして細胞のアンチエイジング！

PART 2

健康な体をつくる食習慣のコツ

ちょっと意識するだけでOK！

免疫力アップ

9 天然の塩は副交感神経を刺激し、ストレスにも効く

塩分は血圧を上げるという理由から、何かと悪者扱いされがちですが、細胞や筋肉が正常に機能するためには絶対に欠かせないミネラルの1つです。しかも、体内では合成できないので食事でとるしかありません。もちろん、塩分のとり過ぎはいけませんが、高血圧の原因がすべて塩分とは限りません。むしろ仕事や人間関係のストレス、イライラで交感神経が優位になって、血圧が上昇していることも多いものです。

ただし、塩の種類によっては血圧を上げやすいものもあります。いわゆる**「精製塩（塩化ナトリウム）」は、交感神経を刺激して血圧を上げやすい**ことがわかっています。

一方、**粗塩などの天然の塩はナトリウム以外にもマグネシウムやカリウムなどのミ**

ネラルが豊富に含まれているため、交感神経だけでなく、リラックスや免疫力アップに働く副交感神経を刺激する作用もあります。天然の塩を選び、適量をとればストレス負けせず、免疫力を高めることもできるというわけです。副交感神経に傾き過ぎているとき（150ページ参照）は、適度の塩分をとればバランスをとりやすくなります。

成分表示や製造法を見て体にやさしい塩を選ぶ

天然の塩の見分け方のポイントは、成分表示と製造法。まず、**〝塩化ナトリウム99％以上〟と表示されているものは精製塩**です。また、**製造法に〝イオン膜〟とあれば精製塩、〝平釜〟と書かれていれば、ほとんどの場合は天然の塩**です。なお、精製塩の原料も海水なので、原材料名が〝海水〟となっていても天然塩とは限りません。

Dr.安保のアドバイス

疲れやすい人は、ミネラル豊富な天然の塩を使って免疫力アップ

免疫力アップ

10 適量の飲酒は免疫力を高める

日ごろ、ストレス解消をかねて仕事終わりに晩酌するのが楽しみという人も多いはず。確かに、お酒を飲むと心身ともにリラックスし、ほろ酔いで気分も楽になります。お酒に含まれるアルコールは体にとっては好ましくない毒のようなもの。そのため、体内から早く排出させようとして血管が拡張し、尿の量も増えます。お酒を飲むとトイレが近くなるのはこのせいです。

こうした一連の働きをコントロールしているのが副交感神経です。つまり、**お酒でリラックスするのは副交感神経が優位に働くから**なのです。そのため、免疫力もアップします。〝それならどんどん飲んじゃおう！〟と思うかもしれませんが、これはダメ。たくさん飲めばいいというわけではありません。

◉飲み会は1〜2時間で切り上げるのがベストタイミング

お酒を飲んで免疫力がアップするのは、飲み始めてから1〜2時間ほど。それ以上飲み続けると真逆の反応が起こります。**しだいに交感神経が刺激され、緊張・興奮状態になって免疫力が低下する**のです。さらに血管が収縮して、尿の量も減ってきます。その状態が翌日まで続くのが、二日酔いです。経験者なら誰もが納得でしょうが、とても免疫力がアップした状態とはいえません。切り上げるタイミングが重要なのです。

【飲酒時間と体調の変化】

1〜2時間……**副交感神経が優位**になり、**リラックスモード全開**。このタイミングでスパッとやめるのが賢い飲み方。

2〜3時間……リラックス状態からしだいに**元気モード**へ。自慢話が出てくる人も。

ここがデッドライン。

3時間以上……交感神経が優位になって緊張・興奮モードに転換。体にも強いストレスが加わっている。やがて二日酔いへ。

飲み過ぎて交感神経が刺激されると、体にはさまざまな変化が現れます。**顔色が青白くなる、脈が速くなる、トイレが近くなるというのは要注意のサイン**です。

◉適量のお酒を毎日飲めば、心臓病のリスクが下がる

沖縄で行われた調査によると、100歳以上の長寿の人は毎日適量のお酒を飲んでいることがわかりました。さらに、**毎日適量の飲酒をする人は心臓病で死亡するリスクが低い**というデータもあります。

これはお酒がストレス解消に役立っている立派な証拠。**適度な量を守って飲めば、お酒はまさに「百薬の長」**となるのです。よく飲むお酒の適量を覚えておきましょう。

【お酒の適量は酒類によって異なる】
・ビール……中瓶１本（500㎖）　・チューハイ（7%の場合）……１缶（350㎖）
・ウイスキー……ダブル１杯　・焼酎……約0.5合（100㎖）　・日本酒……１合

◉飲み会では愚痴より将来の話をする

お酒を飲むときの、場の雰囲気も大事です。仕事終わりの飲み会では、日ごろの不満など、ついつい暗い話題になりがちですが、**愚痴ってばかりだと、かえってイライラして交感神経が刺激されてしまいます。**

それよりも楽しい話をつまみにすべし。次の休暇の予定や将来の希望など、**明るい話題で飲むと副交感神経が優位になり、免疫力アップ**につながります。

Dr.安保のアドバイス

飲み会を2時間で切り上げれば、お酒が〝百薬の長〟になる

免疫力アップ

11 早食いは免疫力を低下させる！よく噛む習慣でリンパ球が増える

毎日忙しく時間に追われ、食事も短時間でパパッと済ませるために、よく噛みもせず早食いのクセがついてしまった、なんてことはありませんか？　こんな食生活を続けていると、ますます免疫力を低下させることになります。

食べ物をゆっくりよく噛んで味わうという食べ方をするだけで、免疫力アップをはじめ、体にうれしい効果があることを覚えておきましょう。

［効果1］消化管が刺激され、副交感神経が優位になる

ゆっくりよく噛んで食べると、胃腸の働きが活発になる。消化管の働きは副交感神経がつかさどっているため、**消化管が活発に活動を始めると、副交感神経も優位に働くようになる**。すると、リンパ球が増えて免疫力が高まる。

［効果2］脳が活性化する

顔には多数の筋肉があり、よく噛むことでこれらの筋肉を十分に動かすと**頭部への血流が増す**。これによって脳が活性化されれば認知症の予防にもつながる。

［効果3］満腹中枢が刺激され、食べ過ぎを防げる

ろくに噛まずに食べ物をかきこむように早食いすると、満腹中枢が刺激される前に食べ終わってしまう。そのため、食べ足りないと感じて食べ過ぎになりやすい。しかし、よく噛んで時間をかけて食べるようにすれば**適度な量で満腹中枢が刺激され、食べ過ぎ防止に**つながる。そのため、無理なくダイエットできる。

◎4つのコツで噛む回数を大幅アップ

よく噛んで食べるクセをつけるには、以下のような方法があります。

①具材を大きめにカットする……調理するとき、野菜や肉などの食材を大きめにカットすると、食べるときに**自然と噛む回数が増える**。

②噛みごたえのある食材を取り入れる……**小魚やナッツなどの硬い食材**や、**れんこん、ごぼう、ブロッコリー、こんにゃくなどの歯ごたえのある食材**がおすすめ。

③食事中の水分摂取を控えめにする……食べながらたびたびお茶や水を飲むクセがあると、あまり噛まずに流し込んでしまうことに。特に、**みそ汁やスープなどの汁物があるときは、できるだけお茶や水を飲まない**で食べるようにする。どうしても飲みたいときは、**１杯程度に抑えるか、食後に飲む**とよい。

④食事の時間を長めにとる……時間に追われてせかせか食べると、噛む回数が減ってしまう。せめて**夕食だけでもゆっくりと時間をかけて食べるように心がける**。

こうしてよく噛む習慣をつけていけば、副交感神経が刺激されてしだいに免疫力が高まっていきます。ただし、噛めば噛むほどいいと思い込んで、**口の中で食べ物がド**

ロドロになるまで噛むのはやりすぎ。胃にある程度の固形物が入ることで腸管が刺激され、活発に動き出す仕組みなので、ほどほどにしましょう。

◉玄米菜食は噛む回数が増える理想的な食事

丸ごと食品（20ページ参照）の**玄米は、よく噛む習慣をつけるのにも最適な食材**です。私は50歳代初めまでストレス過多で、高血圧や低体温と満身創痍でした。そこで、知人にすすめられた玄米を食べ始めました。玄米だと薄味のおかずが合うため、野菜を多く食べるようになり、自然と噛む回数も増えてきました。するとわずか1週間で体温が1度上がり、便秘も解消。肌ツヤもよくなって、ダイエットにも成功しました。この経験から玄米菜食は免疫力アップにベストな組み合わせだと実感しました。

Dr.安保のアドバイス

まずは夜だけでも！　余裕をもって、食事の時間をゆっくり楽しもう

免疫力アップ

12
免疫力アップの間食術！食物繊維豊富な果物にリラックス効果

イライラしたりストレスがピークに達したときに、甘いお菓子を食べたら気分が落ち着いたという経験、特に女性なら身に覚えがあるでしょう。

強いストレスにさらされたとき、私たちの体は、エネルギー源となる糖質を欲します。そのため、ケーキやアイスクリームなどの甘い物を食べると、その欲求が満たされて副交感神経が優位になり、リラックスできるというわけです。

ただ、その効果はあまり長続きしません。**白い砂糖を使ったお菓子の糖分は吸収がよく即効性はあるものの、持続時間が短い**のです。しばらくすると効果が薄れ、反動でイライラして交感神経を刺激するため、結果的に免疫力を弱めることになります。

◉食物繊維を含む果物や黒糖はリラックス効果が長続きする

では、イライラして甘い物が食べたくなったら、何を食べればよいのでしょう? **おすすめは食物繊維を含むバナナやりんご、さつまいも、栗、黒糖**などです。これらは食物繊維が豊富なので、**消化・吸収に時間がかかり、リラックス効果が長続きし**ます。砂糖を使ったお菓子のように瞬発力はありませんが、ゆっくり分解されるので持続時間が長く、そのぶんリラックス効果も長く続くのです。

甘い物が苦手という人は、ごはんでもOK。糖質と食物繊維が含まれており、消化・吸収が緩やかなので、果物同様リラックス効果が長続きします。イライラしたら、おやつ代わりにおにぎりを食べるのもアリなのです。

Dr.安保のアドバイス

甘い物が食べたくなったら、バナナ、さつまいも、黒糖が◎

免疫力アップ

13 冷たい飲み物は口の中で適温に温めてから飲む

冷蔵庫や冷凍庫が普及していなかった時代には、飲み物にたっぷり氷を入れたり、キンキンに冷やしたりして飲む習慣はありませんでしたが、現代では当たり前のようにこうした冷たい飲み物を口にしています。ところが、これが体を冷やす大きな原因となり、低体温を招いて、免疫力の低下を引き起こしているのです。

近年、日本の夏は酷暑続きで厳しい暑さになることもしばしば。そんなときに冷たい飲み物で暑さをしのぐのはかまいませんが、**涼しい室内にいても日常的に冷たい飲み物を口にするのは避ける**べきでしょう。ふだんから**水は常温で、ジュースやコーヒーなども冷やし過ぎに注意して、氷を入れずに飲む**ようにしましょう。また、外出先や付き合いがあるときは冷えを防ぐひと工夫を。

［ケース1］外出先で氷入りの冷たい飲み物を出された

氷が溶けるまで待ってから飲む。あるいはすぐに飲み込まずに、**しばらく口に含んで適温にしてから飲み込む。**飲食店では、可能なら**氷抜きでオーダーする。**

［ケース2］仕事上の付き合いでお酒を飲む

乾杯のビールは、乾杯で口をつけるだけにとどめるか、口に含んで適温にしながら少しずつ飲む。**焼酎やウイスキーの水割り、カクテルは氷なしで**つくってもらう。可能なら**日本酒の燗酒や焼酎のお湯割りを選ぶのがベスト。**ただし、温かいお酒は血行がよくなって酔いが早くなるので、飲み過ぎには注意する。

Dr.安保のアドバイス

キンキンに冷えた飲み物は免疫力を下げる原因に。お酒はお燗が◎

免疫力アップ

14 飲み物はのどが渇いたときだけ。胃のバリアを守って免疫力をキープ!

熱中症や脱水症の予防のため、あるいは代謝を上げてダイエットする目的などで、水をたっぷり飲むように、よくすすめられています。血液をサラサラにして、脳卒中などを防ぐために水をこまめに飲んでいる中高年の方もみかけます。

ところが、この習慣には注意が必要です。もちろん、のどが渇いたときに水を飲むのは大切ですが、必要以上に水を飲み過ぎると、かえって健康を害するおそれがあるのです。**頻繁に水を飲むと胃酸が薄まってしまう**からです。胃酸には食べ物の消化以外にも細菌などの有害物質を攻撃して胃を守る働きもあります。そのため、水を飲み過ぎると消化不良や免疫力ダウンを引き起こすおそれがあるのです。

だからといって、水を飲むのを我慢しろというわけではありません。ポイントは〝**のどが渇いた**〟とか〝**水が飲みたい**〟**と感じたときに適量を飲む**こと。体の欲求に的確に応えればいいのです。こうすれば、むやみに水を飲み過ぎる心配がなくなります。

疲れたときには砂糖入りコーヒーがおすすめ

ちなみに、コーヒーに含まれるカフェインは、副交感神経と交感神経の両方を刺激する作用があります。そのため、**疲れたときにコーヒーを飲むと、まずホッとリラックスできて、その後にやる気が出てきます**。**砂糖の甘味もリラックス効果**を高めてくれますし、**ミルクを加えると、その脂肪分でさらにリラックス効果が長続き**します。強い疲労感を感じたときは、砂糖とミルク入りの甘いコーヒーで一息つきましょう。

Dr.安保のアドバイス

のどの渇きが水分補給のサイン。体の欲求に耳を傾けよう

免疫力アップ

15 「食事は1日3回規則正しく」神話は捨てる

「健康的な生活の基本は、1日3回の食事を規則正しい時間に食べること」。この説を疑うことなく実践している人にとって、そんな必要はないといわれるとびっくりするかもしれません。もちろん暴飲暴食をしてもよいという話ではありませんが、**必ずしも食事の回数や時間にはこだわらなくてもよい**のです。

例えば、〝朝食抜きはダメ〟だとか〝夜遅い時間には食べない〟などとよくいわれますが、24時間体制の職場でシフト勤務の人など、私たちの生活は多様化しています。そうなると、規則正しい時間に1日3食とるのがむずかしいことも珍しくありません。**自分のライフスタイルや体調に合わせて、食事をとればよい**のです。

【ライフスタイルに合わせた食事例】

［ケース1］職場が遠く、朝の5時には起床する

朝5時ごろ起床の場合、昼食までの時間が長く、エネルギー不足になるので**朝食をしっかりとる。**昼食にあまりおなかが空いていなければ、**ランチは軽めでも**OK。朝が早い分、就寝時間が夜10時と早めなので、**夕食は6時ごろに食べる**とよい。

［ケース2］残業後、家に帰って遅い夕食を食べる

残業で帰りが遅く、夕食が夜10時過ぎ。就寝も深夜0時過ぎになる場合は、朝食までの時間が比較的短い。その影響で**朝になっても空腹を感じないときは、無理に朝食をとらなくてもよい。野菜ジュースや果物、ヨーグルト**で軽めに済ませればOK。

60歳以上の人は、食事は軽め、肉より魚のほうが体への負担が少ない

食事の回数や量は年齢によっても変わってきます。働き盛りの40歳代半ばまではストレスも多く、それを解消するために多少の暴飲暴食はつきものです。運動不足の人

も多く、ぽっちゃりや肥満の人も少なくありませんが、それで必要なエネルギーを補っているのも事実。たくさん食べると副交感神経が優位になるので、リンパ球が増えて免疫力も高まります。

ただ、50歳以降も同じ食生活を続けると肥満へと一直線です。その結果、交感神経が過度に刺激されて、免疫力が低下してしまいます。そのため、免疫力低下を防ぐには、**50歳代になったら食事のとり方を変える**必要があります。**玄米菜食に切り替え、適度な運動を取り入れれば理想的**です。

さらに年齢を重ねるにつれ、体がさほどエネルギーを必要としなくなります。そのため、60歳以降になると、1日2食になったり、脂質の多い肉より野菜や魚中心の献立を好むようになるのは、自然なことなのです。

Dr.安保のアドバイス

食欲のないときは、無理して食べなくてOK。体の状態に合わせるのが、免疫力を上げるコツ

PART 3

体を温める運動で免疫力を上げる

きつい運動は不要！

免疫力アップ

16 有酸素運動で骨格筋を鍛えると、体温が上がる

体温が下がると免疫力が低下することはすでに述べたとおりですが（2ページ参照）、現代人の生活は体温低下を引き起こす要素にあふれています。

仕事や人間関係の悩みなどで**強いストレスにさらされると、交感神経が過度に緊張して自律神経のバランスが乱れます。**その結果、体温低下を招くのです。

また、現代では車や電車など交通手段が発達し、日常生活では体を動かす機会がめっきり減っています。生活が便利な反面、慢性的な運動不足になりがちです。こんなふうに**楽な生活をしていると、しだいに筋肉が落ち、筋力が弱るだけでなく、体温が下がって免疫力も弱ってしまいます。**

運動不足によって衰えやすい骨格筋を鍛える

運動などで体を動かすと、全身が温かくなります。これは、**筋肉を動かすと熱が発生するから**です。こうして体温が上がると免疫力も高まります。

運動で発生する熱は、筋肉の量が多ければ多いほど増えます。では、どこの筋肉を鍛えればよいのでしょう？　その説明の前に、筋肉の種類について知っておきましょう。私たちの体には、鍛えられる筋肉と鍛えられない筋肉があります。

心臓を動かす心筋や、消化管などの内臓を動かす平滑《へいかつ》筋は、鍛えられません。どちらも自分の意思では動かせない不随意筋《ふずいいきん》だからです。

一方、自分の意思で動かせるものを随意筋といいます。**手足や背骨など骨の動きに運動する骨格筋**がこれにあたり、鍛えることが可能です。**骨格筋は、体重の半分以上を占めるほど量も多く、しかも、鍛えないと衰えやすい筋肉**です。

体を温めるには、この骨格筋を鍛えてください。運動不足だと骨格筋はやせて減ってしまうため、運動を習慣化してつねに負荷をかけることが大切です。

免疫力アップに最も効果的なのはウォーキング

骨格筋の量を増やすには、ジョギングや自転車こぎ、水泳などの有酸素運動が効果的です。なかでも、**手軽にできておすすめなのが、ウォーキング**。有酸素運動は酸素を取り入れながら行うので、比較的長い時間続けられますし、負荷が強すぎないので無理なくできます。歩く動作は体のなかでも特に大きな下半身の筋肉を使うので、多くの熱が発生して体が温まりやすいというメリットもあります。

【免疫力を高めるウォーキングのコツ】

①**ウォーキングの前後に体をほぐす**……運動不足の人は体がかたくなっているため、準備運動が必要。**ラジオ体操をしてから歩く**とよい。**歩いたあとはストレッチ**を。

②**心地よいと感じるペースで歩く**……無理なく、自分が快適に歩けるペースでよい。

誰かと競争したり、無理をしてクタクタになるほど歩いたりすると長続きしない。

また、**電車やバスは目的地の1つ手前で降りて歩く、エスカレーターやエレベーターをやめて階段を使う**など、ふだんの生活の中で歩数を増やす工夫をしましょう。

激し過ぎる運動は逆効果

気をつけたいのは、体温を上げたいからといって、過度に運動し過ぎないことです。**疲労困憊《こんぱい》するほど激しい運動をすると、交感神経が刺激され、かえって体温が下がってしまう**からです。〝心地いい〟と思える程度のペースで、適度な距離を歩くように心がけましょう。なにより長続きさせることが大切です。

Dr.安保のアドバイス

日常の活動量を増やして、筋力と免疫力をキープする

免疫力アップ

17 簡単に免疫力の低下を防げる！全身を鍛えられる8の字体操

有酸素運動のウォーキングやジョギングには体温を上げ、太ももなどの下半身の筋肉を鍛える効果があります。毎日歩く習慣をつけると足腰がしっかり鍛えられますが、これだけでは上半身の筋肉がおろそかになってしまいます。

肩から背中にかけては重い頭部を支えるためにたくさんの筋肉がありますが、デスクワーク中心の仕事の場合、これらの筋肉が衰えている人が多いのです。**肩こりや首こりがひどいのは、これらの上半身の筋力不足が影響しています。**

そこで、ウォーキングなどの有酸素運動に加え、**上半身の筋肉を使った体操をプラスすれば、さらに体温を高めて免疫力アップ**につながります。

◉頭の上に8の字を描く体操で全身の筋肉を使う

上半身の筋肉を鍛えるのにおすすめなのが「8の字体操」です。特別な道具もいりませんし、誰でも簡単にできます。

【8の字体操】

①両脚を肩幅に開いて立ち、両腕を頭上に伸ばす。手のひらは自然に開いた状態。
②両腕で頭の上に横向きの「8」の字を描くように、腰をくねらせて上半身を大きく動かす。1日20～30回を目安に行う。

8の字体操は上半身にひねりを加えながら全身を大きく動かすため、効率よく筋肉を鍛えることができます。この体操は、正しい姿勢を保つために大切な**インナーマッスルの強化にも役立ちます**。上半身の筋肉が広範囲で温まるので体温も上昇します。

●振り子体操でクールダウンする

8の字体操とセットでおすすめしたいのが「**振り子体操**」です。腕を振り子のようにブラブラと動かす体操で、上半身を鍛えながら、クールダウンも兼ねています。

【振り子体操】

①両脚を肩幅に開き、ひざを軽く曲げて立つ。
②手のひらを内側に向けて開いたまま、両腕を前後にゆっくりと振る。
③後ろに振るときは両腕にやや力を入れて持ち上げ、前に振るときはその反動を利用する。これを1日20~30回を目安に行う。

振り子体操では**肩関節を前後に動かすので、肩こりがある人に特におすすめ。**ブラブラ動かすと血行が促されて温まり、こりがほぐれてきます。

◉時間に余裕があるときはラジオ体操も◎

ラジオ体操といえば小学校で経験した人も多いでしょうが、むしろ大人におすすめの体操といえます。**ラジオ体操は強い負荷がかかる動作が少なく、全身の筋肉を動かす構成になっています。**また、適度に汗ばむ運動量なので副交感神経を刺激し、リラックス効果もあるのです。毎朝行えば全身の血行が促されて体が温まり、免疫力もアップします。

ポイントは**大きな動きを意識する**こと。すると血行がさらによくなるので、肩こりや腰痛などの予防にもなります。また、全身をほぐして体を動かしやすくするため、一日の始まりにもおすすめの体操です。

Dr.安保のアドバイス

現代人は、上半身の筋肉が衰えがち。全身を刺激する8の字体操で解決!

免疫力アップ

18 姿勢の悪さは免疫力低下に！すきま時間にゆらゆら体操で解消

ふだんの姿勢の悪さが免疫力の低下を引き起こすこともあります。例えばデスクワーク中、自分では気付いていなくてもいつの間にか背中が丸まったり、パソコン画面を見るためにあごを突き出したりして、かなり姿勢が悪くなっている人が多いものです。このように**悪い姿勢をとっていると、全身の筋肉に無理な負荷をかけて血行不良を招きます**。すると体温が低下し、免疫力が下がってしまいます。

仕事中にグーッと伸びをして背筋を伸ばしたり、腰を軽く反らせたりして姿勢を整えると心地よいのは血流が回復して筋肉の緊張がほぐれるからです。そこで、仕事の合間などに体操で血行を改善する習慣を身につけましょう。**全身の筋肉や関節を伸ば**

して血行が促されると、体温が上がります。その結果、免疫力もアップします。

体をひねったり、重心を移動させる動きで全身の筋肉をほぐす

おすすめは「**ゆらゆら体操**」と「**太ももなでなで体操**」の2つ。いずれも首や腰を前後左右に軽く揺すり、ひねったりや重心を移動させる動きをします。こうした動きをすると、体は姿勢をまっすぐに戻そうとする習性があるため、自然に姿勢がよくなります。また、全身の筋肉に適度な負荷をかけるので、血行が改善されます。

ゆらゆら体操は、特に朝起きたときにゆっくり行うと、血行を促して体が温まるので一日のスタートに最適です。

【ゆらゆら体操】

①肩から上の力を抜いて、ゆっくりと首を左右に倒す。同様に前後にも倒す。力を入れて反動をつけるのはNG。楽な姿勢で、自然にゆっくりと揺らすのがポイント。

②次に両脚を肩幅に開いて立ち、全身の力を抜き、腰をゆっくりと左右に揺らす。同様に前後にも揺らす。反動はつけない。①と②を1日20〜30回を目安に行う。

【太ももなでなで体操】

①両脚を肩幅より少し広めに開いて立つ。つま先は外側に向け、両ひざを軽く曲げ、全身の力を抜いてリラックスした状態で始める。

②右脚に体重をかけながら、右手で右の太ももをなで下ろしながら体を曲げる。このとき、左のわき腹〜左ひざにかけて伸びているのを意識する。

③同様に左側も行う。左手で左の太ももをなで下ろしながら体を曲げる。②と③を交互に、1日20〜30回を目安に行う。

体操を行ったあとは、姿勢をきちんと正してから終了します。この2つの体操を習慣化すると血行不良が解消されるだけでなく、**正しい姿勢を保つのに必要な首や背骨、**

腰の筋肉を鍛える効果も期待できます。

仕事中、体がこわばってきたと感じたときに行うと効果的

仕事中でも**1時間に1回は体をゆする体操をするのが理想的**です。それがむずかしい場合は、体のこわばりを感じたときだけでも行いましょう。

体がこわばって血流が悪くなると、皮膚がひんやりと冷たくなっています。首や肩、太ももを触ってみて、冷えやこわばりがあるときはすぐに体操を行って、筋肉をほぐすクセをつけましょう。

首と肩ならゆらゆら体操（68ページ参照）が、肩や背中なら8の字体操（64ページ参照）、腰ならゆらゆら体操と太ももなでなで体操がおすすめです。

Dr.安保のアドバイス

1時間に1回は体をゆすって血行改善。こり固まった体をリセットして、疲れをためない

免疫力アップ 19

股割り体操で関節の動きをスムーズに！ 病気知らずの体を保つ

高体温を維持して免疫力を高めるには、全身の筋肉量を増やす必要があります。なかでも、**太ももの前側にある大腿四頭筋は大きな筋肉なので、ここを鍛えると効果的に筋肉量を増やすことができます。**

大腿四頭筋を鍛えるのにおすすめなのが、力士がやっている**「四股《しこ》踏み」**。ただ、この動作は下半身の筋肉がしっかりしていないとできません。日ごろ運動不足の人がいきなり行うのはちょっとむずかしいので、**まずは手軽にやれる屈伸運動と股割り体操で足腰の筋力を鍛えることから**始めましょう。この2つを毎日続けるうちに下半身が鍛えられ、四股踏みができる筋肉量になれば、しだいに体温も上がり、免疫力も高まってきます。

毎日、屈伸・股割り体操をして関節の動きをスムーズに保つ

四股踏みをするには、股関節がなめらかに動くことも大切です。股関節の動きが悪いと、その周囲の筋肉がこって血流が悪くなり、冷えの原因にもなります。**血行不良を改善するためにも、股関節をやわらかくほぐしておく**ことが大切なのです。

屈伸運動と股割り体操は、股関節の動きをよくし、全身をスムーズに動かせるようになります。特に、**股割り体操は屈伸運動よりも負荷が強め**なので、筋肉アップの効果が期待できます。

【屈伸運動】

①両脚を肩幅に開いて立つ。

②そのまま上半身が前に倒れないように意識しながら、ゆっくりと屈伸する。1回20

秒間を目安に、1日数回をくり返す。

【股割り体操】

①両脚を肩幅よりも広めに開いて立つ。

②つま先をやや外側に向け、太ももと床が平行になるくらいまでゆっくりと腰を落とす。1回20秒間を目安に、1日数回くり返す。

股割り体操をマスターしたら、四股踏み体操でさらに負荷をアップ

基本の股割り体操を1か月以上行って足腰に筋肉がついてきたら、次は四股踏みにチャレンジしましょう。

【四股踏み体操】

①両脚を肩幅に開いて立つ。つま先はやや外側に向ける。

②ひざを曲げ、左脚に体重をかけながら、右脚をゆっくりともち上げる。このとき背中が丸くならないように気をつける。また、無理に脚を高く上げると転倒するおそれがあるので注意する。脚を上げる高さは、無理のない範囲でよい。

③右脚をゆっくり下ろし、軽くひざを曲げて股割りの姿勢をとる。脚を下ろすときにドスンと強く体重をかけないようにする。無理な負荷をかけると、ひざを傷めるので要注意。

①〜③の要領で左脚も行う。1回20秒間を目安に、1日数回くり返し行う。

四股踏みは、下半身のストレッチにもなるので、ウォーキングの前後にもおすすめです。室内で行えるので、天候が悪い日の運動としてもぴったりです。

Dr.安保のアドバイス

股割り体操で太ももの大きな筋肉を鍛えると、体温がみるみる上がって、免疫力が高まる!

免疫力アップ

20 昔ながらの家事で手軽に免疫力をアップさせる

先進的な家電の普及で私たちの暮らしはずいぶん楽になりましたが、裏を返せばこれが現代人の慢性的な運動不足の原因にもつながっています。

時間のある週末は家事を〝手動〟に

ウォーキングなどの運動をする時間もとれない忙しい方は、毎日の家事が「ちょっとした運動」に早変わりします。**比較的時間に余裕のある週末や、雨天で外での運動ができないときなど、家電を使わないことで運動量を増やせばよいのです。**自然に筋肉が鍛えられ、筋肉量が増えてくれれば、体温が上昇して免疫力のアップにもつながります。

【運動不足を解消する家事の工夫】

・掃除機がけ→ほうきで掃き掃除に　**・モップかけ→ぞうきんがけに**
・洗濯機を使う→手洗いに　**・乾燥機を使う→手で干す**

すべての家事を昔ながらの方法にするのは、なかなかの重労働です。「リビングだけぞうきんがけをする」「下着やおしゃれ着だけは手洗いする」というように、できる範囲で行うのが、継続するためのコツです。

さらに、**料理**を何品もつくる場合は**立ちっぱなしで作業**しているので意外にカロリーを消費します。献立を考えたり、手際よく下ごしらえや調理の手順を考えることは、脳の活性化にもつながります。

◉買い物や移動中は荷物を手で持って負荷をアップ

日常の生活動作で筋力を鍛えるには、買い物や仕事で外出するときにもひと工夫を忘れずに。**スーパーでの買い物中は手にかごを提げましょう。**カートだと重たい荷物を持たずに済むので楽ちんなのですが、筋力アップにはなりません。

また、仕事で外出するときや出張の際は、少しくらい重くても、**キャリーバッグよりリュックやボストンバッグを利用**して、自力で運ぶようにしましょう。

さらに、自宅のリビングでは**ソファーよりも座椅子や床に座る**のがおすすめです。椅子よりも立ち座りのときに下半身の筋肉に負荷がかかるので、筋力アップにつながります。

Dr.安保のアドバイス

週末や雨の日は、〝昔ながら〟の家事で運動不足を解消して、免疫力を上げよう

PART 4

すきま時間にできる！

免疫力を高めるマッサージ＆セルフケア

免疫力アップ

21 顔の筋肉を動かして免疫力アップ＆認知症も予防する

顔の筋肉を鍛えるというと、シワやたるみを防ぐ美容目的だと思うかもしれませんが、それだけではありません。**顔の筋肉トレーニングには、認知症予防と免疫力アップの効果がある**のです。

理由は神経にあります。**顔**には、視覚や嗅覚などの知覚を**脳に伝えるための神経**がたくさん存在します。この神経は、全身で唯一、脳と直接つながっている神経です。加えて、顔には目や鼻、口といったパーツを動かす細かい筋肉が多数集まっています。

つまり、顔は筋肉と神経の密集地帯というわけです。そのため、顔の筋肉を動かすと脳が刺激されて活性化し、**認知症の予防**になります。さらに、**自律神経が刺激**されてその働きが整い、**免疫力アップ**につながるのです。

◉顔の筋肉を刺激する6つの〝顔体操〟で脳トレ&免疫力アップ

顔の筋肉をしっかり動かすと血行がよくなるため、脳への血流もグンと増えます。脳トレーニングをしたのと同じような効果が得られ、認知症の予防に役立つのです。

【顔もみ体操】

①片手の人さし指、中指、薬指の3本で、眉毛と目の下のくぼみの2か所を押す。ちょっと痛気持ちいいくらいの強さで押すのがコツ。

②①と同様に、鼻の下と下唇の下側を押す。

①と②を交互にくり返し、1日2~3分を目安に行う。

【大口体操】

①口を大きく開き、ゆっくりと「あ」の口をつくる。声は出しても出さなくてもよい。

顔の筋肉が動くのを意識しながら行う。

②同様に「い」「う」「え」「お」の口をつくる。できるだけ口を大きく動かすのがポイント。

①と②を1日2～3分を目安に行う。

【顔クシャ体操】

①顔のパーツを真ん中に寄せ集めるようなイメージで、顔をクシャッとさせて筋肉を思いきりキューッと縮める。

②顔のパーツを外側に大きく広げるイメージで、顔の筋肉を思いきり伸ばす。

①と②を交互にくり返し、1日2～3分を目安に行う。

【ひょっとこ体操】

①口をすぼめ、顔のパーツを右側に寄せるようなイメージで筋肉を動かす。

②①と同様に口をすぼめ、顔のパーツを左側に寄せるようなイメージで筋肉を動かす。

①と②を交互にくり返し、1日2～3分を目安に行う。

【舌出し体操】
①口を大きく開け、舌を思いきり突き出して上下左右に動かす。
②舌の動きがよくなってきたら、大きく時計回りに回す。反対回りも行う。
①と②を合わせて、1日2~3分を目安に行う。

【耳引っ張り体操】
親指と人さし指で耳たぶを挟み、痛気持ちいい強さで外側に向けて真横に引っ張る。
耳のへり(横側)と耳の上側も同様に行う。1日2~3分が目安。

以上の顔体操は多種類ある顔の筋肉を意識して動かすのがポイント。鏡を見ながら、できるだけ筋肉を大きく動かすようにやってみましょう。

Dr.安保のアドバイス
顔の筋肉をダイナミックに動かせば、脳の血流がアップし、自律神経も整う

免疫力アップ

22 目のこりは万病を招く！目をほぐす体操で全身の血流を改善

昔に比べて体を動かす機会が減っている一方、かつてないほど現代人が酷使しているのが「目」です。特に、デスクワーク中心の人は仕事で何時間もパソコン画面を凝視し、それ以外の時間もスマホに釘付けという状態が多いもの。仕事では、パソコン画面の細かい文字を目で追うため、テレビを見るよりも格段に疲れます。

長時間にわたって目を酷使することで緊張状態が続くと、交感神経が刺激されて、全身の血行が悪くなります。その結果、免疫力低下を招くのです。

パソコンで作業するときは**最低でも1時間に1回は休憩**をとり、目のこりをほぐす体操やツボ押しでこまめに疲れをとりましょう。

【目回し体操】

①顔を動かさず、眼球だけを動かして上下左右を見る。できるだけ限界まで動かす。

②次に、ゆっくりと時計回りに眼球を回す。反対回りも同様に行う。目が回るときは、目を閉じて行うとよい。

【目のまわりツボ押し】

①両手の親指で、眉がしら、眉の真ん中、眉尻を押す。頭の重さを利用して、指に重さを移動させるようにすると押しやすい。

②次に、両手の親指で首の後ろ、髪の生え際あたりのくぼみを指圧。頭を少し後ろに傾けて、頭の重さをかけると押しやすい。

Dr.安保のアドバイス

こり固まった目は全身の病気を招く。1時間に1回は目をリフレッシュ

免疫力アップ

23

1日3回、爪をもんで自律神経の働きを整え、体調を改善

ツボ押しは東洋医学の治療法の1つです。全身にあるツボを指圧や鍼灸により刺激することでさまざまな体の不調を治療するというものですが、このツボを使って免疫力を高めることができます。**免疫力アップに有効なのが、爪の生え際にある「井穴《せいけつ》」というツボ。**井穴は、東洋医学では生命エネルギーである「気」の流れが始まる場所とされ、また現代医学では自律神経が密集している場所でもあります。この**井穴をもむことで自律神経のバランスが整って体調が改善**され、免疫力が高まるのです。

実際に爪もみを続けたところ、リンパ球が増えて免疫力が高まったという報告が多数あります。

"痛気持ちいい"強さで爪の生え際を押す

爪のもみ方は、**それぞれの爪の生え際をもう片方の親指と人さし指で両側からはさんで、そのまま10秒ほど押しもみします。**少し痛いけれど気持ちいいという強さでもむのがポイントです。右左どちらの指も行います。

それぞれの指には、特に関連する部位があります。左記を参考に、自分はどの指を重点的に刺激すればよいのかをチェックするとよいでしょう。

【それぞれの指に対応する病気（両手とも同様）】

- **親指**……アトピー、せき、ぜんそく、リウマチ、ドライマウスなど
- **人さし指**……胃弱、胃潰瘍《かいよう》、十二指腸潰瘍、痔、過敏性腸症候群、クローン病、潰瘍性大腸炎など
- **中指**……耳鳴り、難聴など

・薬指……低血圧、低血糖、だるさ、軽いうつなど
・小指……肩こり、高血圧、糖尿病、腰痛、頭痛、頻尿、更年期障害、月経痛、認知症、自律神経失調症、脳梗塞、目の病気など

●当てはまる症状に対応する指は20秒間もむ

自分の病気や症状によって、どの指を特に重点的にもみほぐせばよいかがわかったら、その指だけやや長めに20秒ほどもみ押しします。**1日3回が目安**です。なお、もめばもむほど効果があるわけではないので、やり過ぎないことが大切です。

特に注意したいのが、薬指のもみ方です。薬指の井穴は、交感神経の働きを活性化させて血圧や血糖値を上げたり、やる気をアップさせたりするのに効果があります。そのため、のんびりし過ぎる生活で体温が下がり、免疫力もダウンしている副交感神経優位の人にはおすすめです。しかし、逆に交感神経が過度に働いているタイプの人はあまり刺激してはいけません（150ページで自律神経の偏りをチェック）。

また、**ほかの指をもまずに薬指だけをもみほぐすのは避けてください。**かえってリンパ球が減って、免疫力が低下したという報告があります。

下半身に不快な症状があるときは、足の爪もみが効果的

手の爪だけでなく、**足の爪もみも併せて行うとより効果的**です。特に、**足先や腰の冷え、腰痛、頻尿、月経痛**といった下半身に不快な症状がある場合は、行うとよいでしょう。

こうして手と足の爪もみを続けると、個人差はありますが、1か月ほどで効果が現れ始めます。食欲が出る、熟睡できるようになる、冷え症が改善される、下痢や便秘をしにくくなるなど、効果を実感できることが多いようです。

Dr.安保のアドバイス

1日3回、爪をもむだけで、体の毒素が排出されて免疫力が高まる!

免疫力アップ

24 リンパの流れを促すマッサージで体内の老廃物を流す

リンパ液とは血管からしみ出てくる体液で、全身に網の目のようにはりめぐらされたリンパ管を流れています。リンパ液の中には細菌や体内の老廃物などが含まれており、これらはリンパ節という器官でフィルターにかけられて除去されたのち、最終的に静脈へと流れていきます。つまり、**リンパ節が免疫の要所として、リンパ液中の細菌や老廃物を処理する**役目を担っているのです。

そのリンパ液の流れが滞ると、体調にも影響します。そこでおすすめなのが、マッサージです。リンパ液がスムーズに流れて体内環境が整えば、免疫力アップにつながります。むくみがとれてスッキリするという効果もあります。

リンパ液の流れに沿って手でやさしくさする

リンパマッサージの基本は、リンパ液の流れに沿って行うこと。**力を入れ過ぎないように注意**し、手でやさしくマッサージします。

【顔から首のマッサージ】

①両手の人さし指から小指まで指を４本そろえ、左右の耳の下から肩に向かって、やさしくなでおろすようにマッサージする。

②左手で右の鎖骨を上から下に向かってさする。同様に、右手で左の鎖骨を上から下に向かってさする。これを交互にくり返す。①と②とも各10回が目安。

【腕のマッサージ】

①右手の人さし指から小指まで指を４本そろえて、左のわきの下をやさしく押す。４本の指で円を描くようにすると押しやすい。左手で右のわきの下も同様に行う。

②右手の人さし指から小指まで指を4本そろえて、左腕の手首から二の腕に向かってさすり上げる。右腕も同様に行う。①と②とも各10回が目安。

【脚のマッサージ】

①椅子か床に座り、ひざ上から太ももに向かって手でさすり上げる。反対側も同様に。

②片方の脚のふくらはぎを両手で包み込むようにして、足首からひざ裏に向かってさすり上げる。その後、人さし指から小指まで指を4本そろえてひざの裏側をやさしく押す。反対側の脚も同様に行う。①と②とも各10回が目安。

これらのマッサージは、体が温まり、血行がよくなっている**お風呂上がりに行うとより効果的**です。

Dr.安保のアドバイス

お風呂上がりのリンパマッサージで、老廃物をスムーズに排出して、免疫力アップ!

PART 5

免疫力をアップさせる生活習慣

できることから始めよう！

免疫力アップ

25 疲れにくい体は正しい姿勢から！免疫力アップにもなって一石二鳥

〝ちょっとしたことで疲れやすい〟〝なかなか疲れがとれない〟という人は、ふだんの「姿勢」が原因かもしれません。見るからに重そうな瓶を頭に乗せて運ぶ、外国の少女や女性の絵画や写真を目にしたことはありませんか？　筋肉隆々ではなく、華奢《きゃしゃ》な少女たちが、重たい荷物を運んでいます。その理由は、正しい姿勢にあります。

正しい姿勢の人は、骨盤に上半身がしっかりと乗り、骨盤や背骨全体で、無理なく体重を支えています。骨にも体重や荷物の重さが分散するため、筋肉の負担が少なくなり、**疲れにくくなる**とともに、重い荷物を運ぶことができるのです。また、よい姿勢をとっていると、骨だけでなく、筋肉のバランスも整います。すると、**血管がまっ**

すぐになり、**血流がよくなって体温が上がります**。これが免疫力アップになるのです。

一方、悪い姿勢をとっていると、重心がくずれ、筋肉への負担が大きくなります。そのため、疲れを感じやすくなるのです。

●よけいな力を抜いて、背骨のカーブを意識する

正しい姿勢のポイントは3つ。一度、鏡で自分の姿勢をチェックしてみましょう。

□肩によけいな力が入っていない

いつも肩に力が入っていると、**血流が悪くなり、肩こりの原因に**。肩に力が入っていると感じたら、**肩甲骨を回してほぐす**とよい。

□頭が肩より前に出ていない

頭のてっぺんが肩よりも前に出ている状態では、頭の重さのほとんどを首まわりの

筋肉だけで支えなければならず、**首がこりやすくなる**。また、背中を丸めた猫背の状態では**深い呼吸ができず、細胞が酸欠になってしまう**。このような低酸素の環境は、がんや病気が起こりやすくなる。

□背骨のカーブが保たれている

背骨が自然なカーブを描いているのが、正しい姿勢。**壁に背中をつけた状態で、腰と壁の間に片手がちょうど入るくらいの隙間があるのが理想的**。このカーブを保つために骨格筋が使われるため、日ごろから正しい姿勢を心がければ、筋力の低下も防ぐことができる。**椅子に座るときは、骨盤を立てるように意識する**と背骨のカーブがくずれにくい。

◉同じ姿勢を長時間続けない

デスクワークであれ、立ち仕事であれ、同じ姿勢を長時間続けると、体の一部に負担が集中してしまいます。これも、体調をくずすきっかけになりかねません。

例えば、デスクワークの多い人は猫背で胸が圧迫されやすく、肺の血流が悪化して、**肺がん**のリスクが高まります。立ち仕事の多い人では、特に下半身の骨への負担が大きくなるため、**骨の病気**に要注意です。つぎのような工夫で、適度に姿勢を変えるようにしましょう。

・**デスクワークの場合**……トイレに行く時や休憩時には、腕を上げて胸を思いっきり広げ、**胸のあたりの血流をよく**する。

・**立ち仕事の場合**……休憩中には、**できるだけ座る**ようにする。可能であれば、**横になる**のもおすすめ。

Dr.安保のアドバイス

よい姿勢を保つために働く筋肉が、体温を上げて免疫力が上がる

免疫力アップ

26 ゆっくり息を吐くと、副交感神経が働いて免疫力が高まる

これまでもお話ししてきたとおり、免疫力をアップさせるには、自律神経のうち、副交感神経を働かせることが大切です。この自律神経をコントロールするためには、ふだん何気なく行っている呼吸を、少しだけ意識してみましょう。

副交感神経を働かせるためには、〝吐く〟時間を長くする

〝緊張したとき、深呼吸をしたら気持ちが落ち着いた〟という経験は、誰もがあるのではないでしょうか。実はこれ、無意識のうちに副交感神経を刺激しているのです。

呼吸と自律神経は密接に関係していて、**息を吸い込むときは交感神経**が、**息を吐く**

ときは副交感神経が働きます。深呼吸は、大きく息を吸い込み、ゆっくりと時間をかけて吐き出すため、副交感神経が活発になるというわけです。その結果、**心身の緊張がほぐれてリラックス状態になり、リンパ球が増えて免疫力も上がります。**

ストレスを感じると、呼吸が浅くなって、ますます交感神経に偏ってしまいがちです。そのようなときには、大きく息を吸って、ゆっくりと吐き出し、副交感神経を働かせましょう。

疲れがたまっていたり、仕事などに打ち込んでいるときは、無意識のうちに呼吸を止めてしまっていることもあります。「朝起きたとき」「仕事中にひと息つくとき」など、タイミングを決めておいて、**1日に何度か深呼吸する習慣をつける**ことをおすすめします。

◉深い呼吸と浅い呼吸を状況に応じて使い分ける

呼吸には、**腹式呼吸**と**胸式呼吸**があります。2つの呼吸にはそれぞれメリットがあるので、場面に応じてうまく使い分けましょう。
腹式呼吸は、お腹を膨らませるように深く呼吸する方法で、副交感神経が活発になります。**交感神経の働き過ぎで免疫力が下がっている人や、疲れがたまっていたり、緊張をときたいときにおすすめ**です（自律神経の偏りは150ページでチェック）。

【腹式呼吸の方法】

①足を肩幅に開いて立ち、おへその下あたりを膨らませるように、鼻から大きく息を吸い込む
②口からゆっくりと息を吐き出す
③これをくり返す。椅子に座ったり、横になった姿勢で行ってもよい

一方、胸を膨らませるように行う胸式呼吸は、交感神経を刺激します。交感神経の働き過ぎは、免疫力の低下につながりますが、適度に刺激することで得られるメリットもあります。

胸式呼吸で交感神経を働かせると、心身が活動モードになるので、気分が沈んでいるときや、なにかに集中したいときにはおすすめです。また、のんびりし過ぎる生活によって副交感神経が過剰に働き、免疫力が下がっている人は、胸式呼吸で自律神経のバランスを整えましょう。

【胸式呼吸の方法】

①胸を膨らませるように、鼻から息を吸い込む
②鼻から息を吐き出す
③浅く、リズムよくこれをくり返す

Dr.安保のアドバイス

呼吸の工夫で、シーンに合わせて自律神経をコントロールしよう!

免疫力アップ

27 日光を浴びて細胞を刺激し、免疫力を上げる

免疫力を保つためには、十分なエネルギーが必要です。そのエネルギーの源といってまず思い浮かぶのは、食べ物でしょう。

しかし、それだけでは私たちの体はうまく働きません。**エネルギー源である食べ物を消化・吸収するためのエネルギーが必要**なのです。そのもととなるのが、太陽から降りそそぐ**紫外線**です。

紫外線を浴びると、全身の細胞内の**ミトコンドリア**が活性化します。ミトコンドリアは、食べ物から効率よく大量のエネルギーをつくる工場です。つまり、紫外線がなければ、私たちはうまくエネルギーをつくることができなくなってしまうのです。

日焼けや皮膚がんを気にして、紫外線を悪者にしている人もいますが、**免疫力を上げるためには、日光が不可欠**です。

日焼け止めを塗らずに、1日1時間は日光を浴びる

ミトコンドリアを元気にするためには、1日に1時間くらいは屋外で過ごすのがおすすめです。とはいえ、仕事や家事をしている日中に、毎日屋外で1時間、日光浴の時間を確保するのは、至難の業です。

そこで、室内でも日光を浴びるコツをご紹介します。

【室内でも日光を浴びる工夫】

［工夫1］寝室をレースカーテンにする

寝室の窓を**遮光カーテンではなく、レースカーテンにすると**、日の出とともに日光が入る。**ブラインドの場合は、光が通るようにしておく。**防犯上の問題などでむずか

しい場合は、起床後にカーテンを開けて日光を浴びる。

【工夫2】日焼け止め対策は必要最低限に

炎天下や長時間の外出以外のときは、なるべく日焼け止めは塗らない。そうすることで、**通勤時間やちょっとした外出時に日光浴ができる**。日焼け対策をする場合は、**帽子やサングラス**がおすすめ。

【工夫3】職場の窓のブラインドを開ける時間をつくる

室内でのデスクワークが多い人は、**職場のブラインドを少し開けて日光を入れる**。一日中は無理だとしても、お昼休みの時間だけ、午前だけというように、日光を浴びる時間を確保する。

ただし、**色白の人は要注意**です。紫外線に弱いため、日光を浴びる時間を短めにしてください。また、どんな人でも、肌がジリジリと焼けるような感覚がある日は、早めに切り上げるようにしましょう。

冬はスキー場が絶好の日光浴スポットに

スキーやスノーボードなどを楽しむ人は、スキー場でゴーグル形に雪焼けをした経験があるでしょう。

真っ白な雪は日光の紫外線を反射するため、実は、スキー場は絶好の日光浴スポットなのです。冬は日照時間が短くなるため、貴重な日光浴の時間となります。

寒い季節は引きこもりがちになります。冬のレジャーはウインタースポーツを楽しんで、運動不足と紫外線不足を解消してみては。

Dr.安保のアドバイス

適度な紫外線は、ミトコンドリアを活性化し、免疫力を高めてくれる

免疫力アップ

28 「体温＋4℃」の入浴で副交感神経を刺激！ 簡単に免疫力をアップ

最も簡単で、効果的に免疫力を上げられるのが、**「入浴」**です。言うまでもなく、入浴をすると体が温まり、ぽかぽかになります。すると、免疫力の要となるリンパ球が増えるとともに、免疫細胞が働きやすい環境が整います。

入浴は即効性のある体温アップ術です。温かいお湯につかって、外から体を温めるため、体に負担もかかりません。

●シャワーだけでは免疫力は上がらない

ところで、お風呂をシャワーだけで済ませていませんか？

これでは体温は十分に上がらず、免疫力アップにはつながりません。

【湯船派とシャワー派の比較】
・湯船派……リンパ球数2248、顆粒球数《かりゅうきゅうすう》4174
・シャワー派……リンパ球数1901、顆粒球数5037

右に示した値は、湯船につかったグループとシャワーだけで済ませたグループの白血球の比較です。リンパ球は多いほど免疫力が高いことを示し、顆粒球は理想値である3600～4000に近いほど免疫力が高くなります。つまり、**湯船派のほうが圧倒的に免疫力が高まっている**ことがわかります。

◉“気持ちいい”と感じる温度のお湯に肩まで10分間つかるだけ

入浴の効果を最大限に得るためには、お湯の温度も大切です。

理想的な温度の目安は**「体温＋４℃」**。少しぬるめと感じるくらいが、副交感神経が活発になります。ただ、体温が低めの人は、それでも熱く感じるかもしれません。その場合は、**あくまで気持ちいいと感じる湯温に設定しましょう**。

快適な湯温で10分間ほど肩までつかると、体温が上がり、免疫力がグンと高まります。途中でのぼせそうになったら、無理せず切り上げましょう。

【全身浴で快適に過ごす工夫】

①熱気がひどいときは換気する
②熱くなってきたら、手のひらを湯の外へ出す

●時間があるときは、半身浴でゆっくり汗をかく

時間に余裕があるときや、特に疲れがたまっている日は、おへそのあたりまでつか

る**半身浴**がおすすめです。全身つからないので、30分～1時間ほどゆっくりとつかっていられます。全身浴以上に汗がたくさん出て、体内の毒素が排出されます。

【半身浴で快適に過ごす工夫】

①肩にタオルなどをかけて冷えを防ぐ
②汗をかいたら水分補給をする
③湯船の中に椅子を置くと楽に過ごせる。洗面器をひっくり返して使っても◎

逆に、熱めのお湯につかると交感神経が刺激されます。活動を始める朝など、**やる気を出したいときには少し熱めのお湯で入浴するのもよい**でしょう。

Dr.安保のアドバイス

シャワー派は湯船派にすると、リンパ球が増えて免疫力がグンとアップ!

免疫力アップ

29 髪や体の洗い過ぎは禁物！石けんで肌のバリア機能を守る

お風呂では、髪や体をどのように洗っていますか？

お気に入りのいい香りがするシャンプーやトリートメント、ボディーソープを使っている人が多いのではないでしょうか。ここにも、落とし穴があります。

髪や体を洗い過ぎると、**肌を乾燥から守ってくれる皮脂が失われてしまいます**。皮膚が乾燥すると、体から水分が失われ、血液がドロドロに。すると、全身の血流が悪化して、体温が下がり、免疫力が低下してしまうのです。さらに、**アトピーや肌荒れ**の原因にもなります。

特に、ボディーソープは要注意です。本来は固形のものを液体にするために、さまざまな化学物質が含まれています。これらが肌に残ってしまうと、肌トラブルを招きます。

◉皮脂の多い顔や、汚れが気になるときにだけ固形石けんを使う

実は、**湯船につかってお湯のシャワーを浴びれば、ほとんどの体の汚れを落とすことができます。**

髪もお湯でよく流せばＯＫです。どうしても抵抗があるという人は、シャンプーの使用をまずは１日置きにして、徐々に頻度を減らしていきましょう。

たくさん汗をかいた日や、皮脂が多く出る顔は、**液体のソープ類より化学物質が少ない固形石けんで洗う**のがおすすめです。

Dr.安保のアドバイス

顔は固形石けん、体・髪はお湯洗いにして免疫力を保つ

免疫力アップ

30 自宅では入浴剤、週末は温泉で入浴効果がさらに高まる

106ページで免疫力アップの入浴術を紹介しましたが、入浴の習慣がついてきたら、入浴の効果をさらに高めるひと工夫をしてみましょう。

【自宅でできる入浴効果を高める方法】

①温かいお湯と冷たい水に交互に触れる

湯船で2~3分温まった後、シャワーで手足に冷たい水をかける。これを5回ほどくり返す。**血管が拡張と収縮をくり返すため、血行がよくなって体温が上がる。**ただし、低体温の人にはおすすめしない。

②炭酸系の入浴剤を使う

シュワシュワの炭酸ガスが皮膚から吸収されると、体内の酸素が一時的に減る。すると、**酸素をたくさん取り入れようと血管が開いて、血流がアップ**する。

③体温を測りながら入浴して、体温が上がっていくのを実感する

口に加えるタイプの体温計で、2〜3分に1回のペースで測る。**続けるほど、体温が上がるまでの時間が短くなっていく。**効果を実感でき、モチベーションが高まる。

また**天然の温泉は、カルシウムイオンやマグネシウムイオンなどのミネラルが豊富**で、炭酸系入浴剤と同様の効果が期待できます。週末は近くの温泉に出かけてみては。

Dr.安保のアドバイス

お風呂のおともには、炭酸系の入浴剤で免疫力をさらにアップ！

免疫力アップ

31 湯船に入れない日は、足湯で体温を上げて免疫力をキープ

これまで〝入浴が免疫力アップの近道〟という話をくり返ししてきました。しかし、どうしても湯船につかれないという日もあります。そんなときのために、入浴以外でも体を温める方法を知っておきましょう。

【入浴以外で体温を上げる方法】

①足湯

約40℃のお湯を洗面器などに注ぎ、**20～30分ほど足をつける。**熱いお湯を近くに用意しておき、お湯がぬるくなってきたらつぎ足す。テレビを見たり本を読んだりして、

リラックスしながら行う。

②乾布摩擦

柔らかいタオルや手ぬぐいで、背中、腕、おなかなど、主に上半身をこする。**肌がほんのり赤くなる程度の強さ**にとどめ、肌を傷つけないように注意する。寒い日は室内で行う。

このほかにも、**寒い冬には布団のなかに湯たんぽを入れる**などして、体を温める工夫をしましょう。入浴は、体温が急激に上がって大量の汗をかくため、体力が低下している高齢者や病気の治療中といった人は、足湯や湯たんぽがおすすめです。

Dr.安保のアドバイス

入浴ができないときもあきらめない！
洗面器やタオル1つで免疫力を上げられる

免疫力アップ

32 ベストな睡眠時間でリンパ球を増やし、自律神経を整える

私たちは、日中は活発に活動し、夜になると眠くなります。これが自然な睡眠のリズムですが、このリズムを整えているのも、自律神経です。

昼間は交感神経が働くため、心身が緊張状態になり、活動モードになります。夜になるにつれて副交感神経が優位になり、この緊張状態がほぐれていくため、眠気が起こってくるのです。つまり、**睡眠の時間は、究極のリラックス状態**といえます。

午前0時前に寝ると、リンパ球が増える

睡眠不足の人は、心身が緊張から解き放たれる時間が短くなります。そうなれば、

当然、免疫力も低下してしまいます。ただし、**睡眠時間は長ければ長いほどいいというものでもありません**。〝週末に寝だめをしたら、かえって体がだるくなった〟という経験がある人もいるでしょう。これは、副交感神経が優位になり過ぎるためです。

【睡眠時間と自律神経の関係】

- ・6時間以下……交感神経の緊張状態が続き、免疫力がダウン
- ・7〜9時間以下……自律神経のバランスが整って免疫力が上がる
- ・10時間以上……副交感神経が働き過ぎて活気が出ず、免疫力もダウン

自律神経が整うベストな睡眠時間は、7〜9時間と覚えておきましょう。免疫力を高めるには、この睡眠時間を確保したうえで、日付が変わる前に就寝するのがポイントです。実験によって、午前0時前に寝ると、リンパ球が増加して免疫力が上がることがわかっています。また、細胞を活性化する**成長ホルモンは、深夜2時ごろに分泌**

がピークを迎えます。その時間帯には眠っていることが大切です。

睡眠のリズムは、太陽のリズムと連動しています。そのため、**日照時間が大きく変わる夏と冬では、少し生活リズムを変えるのが理想的**です。

夏は日の出が早いので、ほかの季節より、1時間くらい早く起きるようにします。反対に、日の出が遅い冬は、起床時間を1時間ほど遅らせましょう。就寝時間は起床時間に合わせてずらします。

●あお向けで眠ると、呼吸が深くなって熟睡できる

睡眠中に十分にリンパ球を増やすために、快眠のポイントをお教えします。

まずは、**あお向けで寝ること**。横向きやうつ伏せの姿勢では、肺やおなかが圧迫されて、深い呼吸ができなくなります。あお向けで眠ると、深い呼吸ができ、ぐっすりと眠ることができます。

眠る前には、ぬるめのお湯で入浴しましょう（106ページ参照）。副交感神経が働いて、リラックスできます。快眠できる寝室づくりのポイントも押さえておきましょう。

［寝室づくりのコツ1］硬めの布団と低めの枕を使う

いわゆる〝**せんべい布団**〟のほうが、背骨の正しいカーブを保ちやすく、体の負担が少ない。あお向けの場合は、**枕が高すぎると呼吸をしにくくなる**ので要注意。

［寝室づくりのコツ2］電気はすべて消し、朝日が入るようにしておく

夜の強い光は交感神経を刺激するため、眠るときは真っ暗に。朝は日光を浴びると、活動モードに切り替わる。

Dr.安保のアドバイス

「午前0時前」「7～8時間」「あお向け」の睡眠で、寝ている間に免疫力をチャージ！

免疫力アップ

33 喫煙は1日5本以内に！デメリットを最小限にする

健康意識が高まっている昨今、喫煙者はますます肩身が狭くなる一方です。喫煙は、ほんとうに少しもメリットがないのでしょうか？

実は、煙草に含まれる**ニコチンという成分は、副交感神経を刺激**して、免疫力を高めます。喫煙者が一服するとリラックスできるのは、このためです。また、ニコチンには、**認知症を予防する効果が期待できる**という研究もあります。

しかしながら、煙草には〝**百害**〟あるのも確かです。ニコチンを常用すれば、**脳の働きが悪くなる**といわれています。ほかにも、交感神経を刺激する**タール**という成分や、**発がん性物質**が多く含まれています。

【煙草に含まれる主な成分と作用】
・ニコチン……副交感神経を刺激する。依存性がある。
・タール、ベンゾピレン……交感神経を刺激する。発がん性がある。

ニコチンのリラックス効果というメリットを得て、ほかのデメリットを最小限にするためには、**1日5本以内が喫煙のリミット**です。これを守れば、喫煙にも多少のメリットがありますが、それ以上にデメリットが大きいことを忘れてはいけません。

禁煙は〝5本以内の喫煙〟以上にメリットがある

私自身も、かつてはヘビースモーカーでしたが、50代のはじめに意を決して禁煙しました。すると、**健康面以外でも多くのメリット**を実感することができたのです。喫煙者のみなさんにも、禁煙のさまざまなメリットを知っておいてほしいと思います。

まず、私が実感したのが、味覚の変化です。**味覚が敏感になり、旨味などの繊細な**

味を感じられるようになったため、食事がとてもおいしくなりました。自然と、濃い味つけよりも薄味を好むようになりました。

禁煙は、時間やお金の節約にもつながります。煙草の価格は上がる一方。1日1箱吸っているヘビースモーカーの場合は、**1年で約14万円も節約**できます。一服の時間も、たびたびとなれば大きな時間のロスになります。**貴重な時間を有効活用できる**でしょう。

また、部屋の壁を煙草のヤニで汚してしまう心配もありませんし、外食時に喫煙席のある店探しに苦労するというような機会もなくなります。

ながらく喫煙を続けてきた人にとって、禁煙は強い意志が必要です。自分だけでなんとかしようとせず、**禁煙外来を受診するのも一案**です。

Dr.安保のアドバイス

ヘビースモーカーは、交感神経が働き過ぎて、免疫力もダウン。節煙かきっぱり禁煙を！

PART 6

ストレスとの上手なつき合い方を知る

ストレスは
万病のもと

免疫力アップ

34 ストレスを減らして免疫力アップ！がん・糖尿病・高血圧を防ぐ

年齢や性別を問わず、日ごろの生活のなかで、ストレスがゼロという人はいません。このストレスこそ、免疫力を低下させ、あらゆる病気を引き起こす原因です。

ストレスによいイメージをもっている人はいないと思いますが、ここで、ストレスが体に悪影響を与えるメカニズムを説明します。

過度のストレスにさらされていると、交感神経が活発になります。交感神経には、血管を収縮させる働きがあるので、血圧が上がります。この状態が長く続けば、慢性的に血圧が高くなり、「高血圧」になってしまいます。

また、血糖値を上げる物質が盛んに分泌されるようになります。それと同時に、エネルギー工場であるミトコンドリアの働きが悪くなるので、細胞に取り込まれた糖を処理しきれなくなります。その結果として現れる異常が、「**糖尿病**」です。

ストレスは、現代の代表的な生活習慣病である、**高血圧と糖尿病の発症や悪化に深く関わっている**のです。

ストレスを抑えて副交感神経を働かせ、慢性病を防ぐ

ストレスを減らすことで悪化を防ぐことができる病気は、高血圧や糖尿病だけではありません。

「**リウマチ**」や「**ひざの痛み**」など、症状が長引く慢性病はストレスを減らすことで完治を目指すことができます。慢性病に悩んでいる人は、痛みや炎症を抑えるために、長い間薬を服用し続けていることも少なくありません。しかし、薬は一時的に症状を軽くするもので、根本的な治療にはなりません（172ページ参照）。完治を目指すためには、**副交感神経が働くように、疲れやストレスをため過ぎない生活に改善**し、自分自

身の免疫力を高めることが大切です。ストレスは、交感神経を活発にして、副交感神経の働きを悪くする大きな原因の1つですから、**ストレスを減らすことで、免疫力がアップし、あらゆる病気に負けない体になる**のです。

●がんになりにくいミトコンドリア系のエネルギーも働く

ストレスがたまると、交感神経が活発になって血管が収縮するということはお話ししましたが、血管が収縮することのデメリットは、血圧の上昇だけではありません。血流が悪くなるため、体温が下がってしまうのです。体温が下がると、体内の酸素も少なくなります。

この低体温・低酸素の状態こそ、私たちを脅かすがん細胞にとって最適な環境なのです。低酸素・低体温状態の体では、酸素を使って効率よく、大量のエネルギーを生み出すミトコンドリア系エネルギーを使うことができず、解糖系エネルギーばかりに頼ることになります（8ページ参照）。

解糖系エネルギーは、細胞分裂を促す作用があります。細胞分裂は本来きちんとスピードが調整されていますが、がん細胞は、無制限に増殖してしまいます。つまり、解糖系エネルギーばかりを使っていると、がん細胞の増殖を助けてしまうことになるのです。

ストレスが軽くなると、まず副交感神経が働いて、体温が上がります。すると、体に酸素をたくさん取り込めるので、ミトコンドリア系のエネルギーがつくられるようになります。この環境は**がん細胞にとって、とても居心地の悪い場所**です。

日ごろのストレスをため過ぎず、こまめに解消するように心がけましょう。そうすれば、現代人が最も恐れる病気といっても過言ではない「がん」も、過度に恐れる必要はありません。

Dr.安保のアドバイス

副交感神経とミトコンドリア系エネルギー優位の体になって、免疫力がアップ！

免疫力アップ

35 「笑う」ことで体温が上がり、免疫細胞が活性化する

いつでもどこでもできて、道具やお金も必要ない、しかも気持ちが明るくなって、免疫力もグンとアップするストレス解消法があります。それは**「笑うこと」**。

顔にはたくさんの筋肉があり、笑うとその筋肉が大きく動きます。大笑いするときは、おなかをよじるので、腹筋も使います。筋肉を使うと熱が発生するので、**体温が上がって免疫力がアップする**のです。

笑いの効果はこれだけではありません。ある実験では、参加者に落語を聞いてもらい、聞く前と後で血圧を測ってみたところ、なんと**血圧が下がっていた**のです。漫才のライブを見た後は、**血糖値が下がったというデータもあります**。まさに、笑いは強

力な免疫力増強法なのです。

◉友人とのおしゃべりや寄席で思いっきり笑う

どんなときでも笑っていられれば、それほど素晴らしいことはありません。ですが、人間関係の悩み、仕事の悩みや疲れ、将来の心配……。ストレスの種は尽きません。

そこで、定期的に思いっきり笑える時間をつくりましょう。

私がおすすめするのは、**寄席**です。非日常の空間で落語を聞くことで、ひととき日ごろのアレコレを忘れて、思いっきり笑うことができます。落語以外にも、**漫才などのお笑いのライブ**に足を運ぶのもよいでしょう。わざわざ外に出るのが億劫という人は、いつものニュース番組を、たまには**バラエティー番組**に替えて見てみるのもいいかもしれません。

また、**気の合う友人と集まって、他愛のない世間話や思い出話をするのも気分転換になります**。どんな方法でもかまわないので、笑いの生まれそうな場所に足を運ぶ機会をつくるように意識することが大切です。

◉口角を上げるだけでも免疫力が上がる

もちろん心から笑うに越したことはありませんが、実は、**笑顔をつくるだけでも免疫力アップ**の効果が期待できます。

口角が上がると、脳は〝笑っている〟と錯覚します。すると、リンパ球が増えて免疫力が上がるのです。〝最近笑っていないなぁ〟と思ったら、とりあえず笑顔をつくってみましょう。免疫力アップになる笑顔のつくり方をお教えします。

【免疫力を上げる笑顔のコツ】

［コツ1］口角をしっかり上げる

心から「楽しい」「うれしい」と思っていなくても、**口角が上がると脳は錯覚する。**

［コツ2］大げさに声を出す

少し大げさに声を出して笑ってみると、**気分も明るく**なってくる。

◎“笑顔でマイペース”の人は、忙しくても病気になりにくい

昔から「病は気から」といいます。これは、ただの教訓ではありません。例えば、同じように多忙な生活を送っていても、とても穏やかに淡々と仕事をこなしている人と、イライラしがちで興奮している人がいます。

どちらの免疫力が高いかは、一目瞭然でしょう。**忙しいときにイライラしてしまうと、交感神経が活発になり、さらに心身の緊張が強くなる**という悪循環が起こります。これでは、リンパ球が減って、免疫力も下がってしまいます。忙しいときほど、笑顔でマイペースを心がければ、交感神経ばかりに偏るのを防ぐことができます。

Dr.安保のアドバイス

笑顔は免疫力をアップさせたり、血圧や血糖値を下げたりする“万能薬”

免疫力アップ

36

働き盛りは息抜きの時間をつくり、免疫力低下を防ぐ

社会に出て一人前になるまでの20代、30代のうちは、がむしゃらに仕事に打ち込むという期間も必要かもしれません。しかし、そのままの生活を一生続けていては、どこかで必ず体にガタがきてしまいます。

生活習慣病やがんを発症しやすくなる40代、50代になったら、一度それまでの生活を見直してみましょう。とはいっても、この年代はまだまだ働き盛りですし、子育ての真っ最中という人もいるでしょう。大切なのは、生活をガラッと変えるのではなく〝**頑張り過ぎない**〟**という意識をもって、少しでも自分の負担を軽くしてあげる**ことです。その心がけで、免疫力の低下を防ぐことができます。

◉睡眠不足は、移動時間の仮眠で少しでも解消する

働き盛りに多い生活パターンの例をあげ、その現実的な改善策をご提案します。

［ケース1］通勤時間が長く、いつも睡眠不足

自宅のある郊外から、都市部にある職場に片道1時間半かけて通勤しているため、朝は早く、残業した日の帰宅は深夜になる。

［改善策］電車などを使って通勤している場合は、**移動中に仮眠**をとる。昼食を少し早めに切り上げて、**お昼休みに昼寝の時間を確保する**のもおすすめ。日中に、こま切れで30分間眠るだけでも、体への負担を軽減できる。

［ケース2］残業の疲れを翌日に引きずってしまう

納期が決まっている仕事のため、締め切り前には残業が続く。なかなか疲れがとれ

ず、翌日は仕事の効率が落ち、さらに帰りが遅くなるという悪循環に。

【改善策】翌日の仕事に響いてしまっては意味がないので、どんなに忙しい時期でも、**思い切って週に1回は定時に帰る日をつくる**。しっかりと疲れをとることで、気分もリフレッシュし、翌日以降の仕事がはかどる。

このように、忙しい平日でも自分の体を労るひと工夫が大切です。**「週末は完全に休む」「週に3日はノー残業デーにする」**といったように、頑張り過ぎない自分ルールをつくってしまうのもよいでしょう。

◉五感を使って気分をリフレッシュする

忙しい日々のなかで疲れるのは、体だけではなく、心も同じです。心の疲れはストレスとなり、免疫力ダウンにつながります。疲れた心を癒すおすすめのリフレッシュ方法を紹介します。

［リフレッシュ法1］しっとりとした音楽を聴く

疲れているとき、ストレスがたまっているときは、その日の気分に合った、しっとりとした曲調の音楽を聴くとよい。明るい曲が聴きたい気分なら、明るい曲でもよいが、気分を上げようと無理して聴くのはNG。**童謡**や**民族音楽**もおすすめ。

［リフレッシュ法2］身のまわりの音や空気、香りを意識する

〝夜空の星を眺める〟〝鳥の鳴き声に耳を澄ましてみる〟〝花壇の花の香りをかぐ〟など、五感をフル活用してまわりの環境を楽しむ。ふだんは気にも留めていなかったようなことに意識を向けてみることで、本能が呼び起こされ、さまざまな迷いを感じにくくなる。

Dr.安保のアドバイス

40〜50代は生活を見直すチャンス！〝頑張り過ぎない〟意識をもとう

免疫力アップ

37 月に一度くらいは我慢せず、体に悪いこともOK

本書では、免疫力を上げるためのヒントをたくさん紹介しています。まじめな人ほど、全部を実行しようと頑張り過ぎてしまいます。**「○○しなければ」「□□は絶対ダメ」という縛りは、強いストレス**になります。これでは、免疫力が上がるどころか、逆効果です。

もちろん、ふだんはこれまでに紹介してきたような免疫力を高める生活を送るのが基本です。しかし、**たまにはサボったり、体に悪いことをして、心にゆとりをもたせることも大切**です。生活にメリハリが生まれ、たまの楽しみとして、ストレス発散の機会にもなります。

ときどきの〝体に悪いこと〟は、体の機能を活発にする

たまの楽しみにもなる〝体に悪いこと〟とは、どんなものがあるでしょう?お酒が好きな人なら、**二日酔いになるくらい思いっきりお酒を飲む**のもよいでしょう。ほかにも**「お気に入りの映画を見て夜更かしする」「好きなだけ脂ののった肉を食べる」「食べ放題のお店でおなかいっぱいになるまで食べる」**など、どれも自分へのご褒美です。

こういった刺激は体の負担になりますが、**月に1〜2回ほど楽しむ分には、それをリカバリーするために体の機能がかえって活発になります。**免疫力を保つために、プラスに働くのです。

Dr.安保のアドバイス

免疫力を保つためには、たまには夜更かしや二日酔いなどの刺激も大切

免疫力アップ

38 40〜50代は体の負担が少ないミトコンドリア系エネルギーを活発に！

免疫力を十分に発揮するためには、エネルギーの使い方も大切になってきます。私たちがふだん使うエネルギーには、素早くつくることができる**解糖系のエネルギー**と、大量に効率よくつくることができる**ミトコンドリア系のエネルギー**があります（8ページ参照）。

解糖系のエネルギーは、瞬発力を発揮するために使われるエネルギーです。細胞分裂を促す働きもあるので、成長期の子どもは、解糖系エネルギーがたくさん使われます。これは自然なことですが、**大人が解糖系のエネルギーに偏っているときは、要注意**です。強いストレスにさらされている場合に、ストレスに対抗するために瞬発力となる解糖系エネルギーが使われるのです。

解糖系エネルギーは、瞬発力はあっても、一度に大量のエネルギーをつくることはできないので、すぐにエネルギー不足になってしまいます。また、疲労物質である乳酸がたまり、どんどん疲れやすい体になって、免疫力が低下します。

食生活や体型から、エネルギーの偏りやすさがわかる

解糖系エネルギーに偏りがちな人は、日ごろの生活や生まれつきの体型に次のような特徴があります。エネルギーが偏りやすい体質かチェックしてみましょう。

□野菜より肉をよく食べる
□体温が低い
□身長が高いほうだ
□肌が白く、やせ型だ

4つすべてに当てはまった人は、解糖系エネルギーに偏りやすいので、特に注意が必要です。これは、民族的なルーツに由来します。日光を浴びる時間の少ない北の方にルーツをもつ人々は、ミトコンドリア系を元気にする紫外線が不足しがちなので、解糖系のエネルギーをたくさん使ってきたのです。代表的なのは、北ヨーロッパや北米に多く住む白人です。ちなみに、南の方にルーツをもつ、背が低めでがっちりとした体型の人々は、ミトコンドリア系が働きやすくなっています。

体を温めて、ミトコンドリア系が働きやすい環境をつくる

解糖系ばかりに頼って、免疫力を低下させないためには、ミトコンドリア系を活発にすればよいのです。成長期をとうに過ぎ、細胞の老化が始まる**40～50代以降は、体への負担が少ないミトコンドリア系エネルギー中心の生活に切り替えたい**ものです。

ミトコンドリア系のエネルギーは、持久力があるので、エネルギーが十分に供給されて、免疫力が高まります。しかも、必要以上に細胞が分裂するのを抑えるので、**が**

ん細胞の発生を防ぐことができます。

ところが、現代人は慢性的な疲れやストレスによって、ミトコンドリアの機能が低下している人が多くいます。これでは、ミトコンドリア系をうまく使うことができません。

ミトコンドリア系を活発にするためのポイントは、「**生活リズムを整える**」「**入浴などで体温を上げて血行をよくする**」「**ストレスをため過ぎない**」の３つ。さらに、ミトコンドリア系が大好きな酸素を取り込むために、**深い呼吸を意識**すれば万全です。お気付きでしょうか？　これらは、すなわち免疫力を上げるためのポイントです。この本で述べてきたような生活を心がければ、自然とミトコンドリア系エネルギー優位の体にできるのです。

Dr.安保のアドバイス

40代以降は、深呼吸や入浴でミトコンドリアを刺激して、長生き体質に！

免疫力アップ

39 気圧や気温の変化が激しいときは、気分や体調の変化に一喜一憂しない

免疫力をキープするために重要な自律神経の働きを左右するものの1つに、天気があります。

〝雨の日は気分が落ち込む〟〝くもりの日は頭痛がひどくなる〟などの経験をおもちの方はいませんか？　天気と体調はどのような関係があるのでしょう。これは「気圧」がカギを握っています。

●天気をチェックして、起こりやすい体の不調に備える

気圧の変化は、湿気が強いかどうかで体感することができます。湿気が多い日は気

圧が低いことが多く、湿気が少ない日は気圧が高めなのが一般的です。この**気圧の高低によって、体に不調が現れることがあります**。

【気圧と体調の関係】

・**気圧が低い日（主に雨、くもり、雪、台風など）**……気圧が低く、湿気が強い日は、酸素が少なくなる。すると、副交感神経が強く働いて、**気分が落ち込みやすい**。また、副交感神経が活発になると、血流がよくなったり、知覚が敏感になりやすいため、**痛みなどの症状が強く現れることがある**。天気が悪い日に体調が悪くなると感じるのは、このため。

・**気圧が高い日（主に快晴）**……気圧が高く、カラッとしている日は、大気中の酸素量が増える。体に酸素がたくさん取り込まれ、交感神経が働きやすくなる。**やる気が出て活発になる**が、交感神経に偏り過ぎると、**気性が激しくなることもある**。

このような気圧と体調の関係を知っておけば、「雨の日になかなかやる気が出ないのは、怠けているだけでは？」などと自分を責めたりする必要がなくなります。**天気が悪い日は無理をせず、自然のリズムとうまく付き合っていきましょう。**

◉季節によっても起こりやすい不調がある

日本は、四季に合わせて気圧が大きく変化します。気圧の変化は、自律神経と連動している**白血球にも影響**します。副交感神経が活発になればリンパ球が増え、交感神経が活発になれば顆粒球《かりゅうきゅう》が増えるのです。ここで、季節ごとの自律神経や白血球の変化と、それに伴って起こりやすい体の不調を見ていきましょう。

・春（気圧＝高→低、自律神経＝交感→副交感優位、白血球＝顆粒球→リンパ球優位）

春はだんだんと副交感神経が優位になり、リンパ球が増えてくる時期。リンパ球が増え過ぎると、**アレルギーの症状が現れやすい**（166ページ参照）。花粉症が代表的。

・**夏（気圧＝主に低、自律神経＝副交感優位、白血球＝リンパ球優位）**
熱帯低気圧などが起こりやすく、気圧が低い日が多いため、副交感神経が働き、リンパ球が増える。**台風などで気圧が非常に低い日は体調をくずしやすい**ので要注意。

・**秋（気圧＝低→高、自律神経＝副交感→交感優位、白血球＝リンパ球→顆粒球優位）**
春と真逆に変化。体力が落ちていると、**気圧の変動で不調が現れることも。**

・**冬（気圧＝主に高、自律神経＝交感優位、白血球＝顆粒球優位）**
冬の乾燥している日は気圧が高く、交感神経が働く。さらに、寒さがストレスとなり、交感神経優位に傾く。**リンパ球が減って免疫力も低下しやすい。**

Dr.安保のアドバイス

季節の変わり目や天気が急変するときは、体調をくずしやすいので要注意

免疫力アップ

40 肩こり、頭痛、冷え症などのプチ不調は偏った生活を知らせるSOS

肩こりや頭痛、冷え症など、病気とまではいかなくとも、私たちの体にはさまざまな〝**プチ不調**〟が現れます。これを、我慢できるからと無視しているあなたは、とてももったいないことをしています。

このような**プチ不調は、生活の乱れを示す体からのサイン**だからです。プチ不調の原因である生活の乱れをほうっておけば、やがて免疫力も下がってしまいます。サインに気付いて生活を改めれば、プチ不調を通り越して**病気に至ってしまうのを防ぐことができる**のです。健康になるチャンスと前向きにとらえて、体の訴えに耳を傾けましょう。

たいていの不調はストレスや血流の悪化を解消すれば治まる

まずは、プチ不調が発する、体のSOSサインを知っておきましょう。

・**じんましん、にきび、便秘、虫歯→「交感神経が働き過ぎている！」**
疲れやストレスがたまっていると、交感神経が働き過ぎて、血流が悪化したり、唾液の分泌量が減る。その結果、これらの不調が現れてくる。**副交感神経を働かせる生活に切り替えよう。**

・**水虫、カンジダ、かかとのひび割れ、肩こり→「体が冷えている！」**
これらの不調は、体が冷えているサイン。冷えから血流が悪くなって、肌の乾燥や筋肉のこり、感染症が起こりやすくなる。**運動や入浴の習慣をつけて、体温を上げる**ことで解消できる。

このようなプチ不調が現れたときに、やってはいけないことがあります。それは、真っ先に薬に頼ること。

薬には一時的に症状を抑える効果がありますから、**薬をのんでしまうと、自分の体に不調が起こっていることを忘れてしまいます**。症状が治まったからといって、そのままの生活を続ければ、当然、自律神経の乱れや冷えといった不調の根元的な原因は解消されないままです。やがて大きな病気につながってしまうことも十分に考えられます。

私たちの体は、とてもよくできています。小さな不調から、体調を整えるチャンスを与えてくれるのです。**自らの免疫力が何よりの薬**と思って、まずは免疫力をアップする生活を心がけましょう。

Dr.安保のアドバイス

〝プチ不調〟は生活改善のチャンス！
偏った生活をやめて、免疫力を高めよう

PART 7

オーダーメイドの対策！

体質や体調に合わせて免疫力アップ

免疫力アップ

41 いち早く免疫力低下の原因を知り、自分流の免疫力アップ対策を！

かぜを引いたり、病気になってから自分の免疫力の低下に気付かされることはよくあります。しかし、できればつらい症状に悩まされる前に、免疫力の低下を食い止めたいものです。そこで、ＰＡＲＴ７では免疫力の低下にいち早く気付くためのセルフチェックを紹介します。

自律神経の偏りをチェックする

免疫力が下がっている人は、２つのタイプに分かれます。１つは、**交感神経の働き過ぎで免疫力が低下しているタイプ**。このタイプは、これまでにもしつこくお話ししてきたように、頑張り過ぎて過労やストレスがたまることが原因です。

もう1つは、意外に思われるかもしれませんが、**副交感神経が働き過ぎているタイプ**です。頑張り過ぎは免疫力を下げてしまいますが、のんびりし過ぎる生活も免疫力低下を招きます。

交感神経が働き過ぎているタイプの人は、睡眠をしっかりとって休むことが大切ですが、副交感神経が働き過ぎているタイプの人は、逆効果になってしまいます。つまり、**免疫力が低下している原因によって、対処法が異なる**のです。

免疫力を上げるためには、まず、自律神経がどちらかに偏っていないかをチェックします。偏りがなければ、免疫力は保たれています。どちらかに偏っている場合は、タイプごとに効果的な免疫力アップ法を実践していきましょう。

自律神経の偏りは、生まれつきの体質や日ごろの生活習慣からチェックすることができます。次ページからの項目で当てはまるものにチェックをつけてみてください。当てはまった数によって、自律神経の状態がわかります。

【生まれつきの体質・性格チェック】

【A】
□どちらかといえば肌の色が黒い
□体の冷えを感じることが多い
□便秘になりやすい
□喜怒哀楽が激しい
□他人の目は気にならないほうだ
□筋肉質で体が引き締まっている
□口内炎、にきび、胃炎になりやすい
□何事にも熱中する
□悩みがちなほうだ
□活動的な性格だ

【A】で当てはまった項目　　個

【B】
□どちらかといえば肌の色が白い
□体の冷えを感じることはあまりない
□下痢になりやすい
□おっとりしていて穏やか
□他人の目を気にしがちだ
□筋肉が少なく、ぽっちゃり体型だ
□アレルギー体質だ
□あまり無理はしないほうだ
□深く悩むことは少ない
□もの静かで落ち着いている

【B】で当てはまった項目　　個

【チェックの結果】

［A］が［B］より4個以上多い
↓交感神経が優位な状態に偏っている。対処法は156ページへ

［B］が［A］より4個以上多い
↓副交感神経が優位な状態に偏っている。対処法は162ページへ

［A］と［B］の差が3個以下
□体調に問題はない↓自律神経の偏りがなく健康な状態
□体調がすぐれない↓自律神経が不安定で免疫力が低下

ＡとＢに４個以上の差があるときは、自律神経がどちらかに偏っていると考えられます。ただし、**差が3個以下でも、体調がすぐれない場合は自律神経が不安定で、免疫力は下がっている**ので要注意です。このタイプは、ストレスを軽減して自律神経の乱れを改善しましょう（ストレス対策はＰＡＲＴ６参照）。

【ふだんの過ごし方チェック】

【A】

□無理をし過ぎて疲れることが多い

□食事は20分以内に済ませる

□甘いものが好きだ

□定期的に服用している薬がある

□いつも仕事に追われ、忙しく過ごしている

□動作が機敏で歩くスピードが速い

□肉料理や脂っこいものをよく食べる

□入浴はシャワーだけで済ませる

□睡眠不足と感じることが多い

【A】で当てはまった項目　　個

【B】

□少し動くだけでも疲れる

□食事は20分以上かける

□辛いものやすっぱいものが好きだ

□薬はできるだけのまない

□忙しい生活は避けるように心がけている

□動作がゆっくりで歩くスピードも遅い

□野菜やあっさりしたものをよく食べる

□入浴は湯船につかることが多い

□睡眠時間は十分にとっている

【B】で当てはまった項目　　個

【チェックの結果】

［A］が［B］より4個以上多い

↓交感神経が優位な状態に偏っている。対処法は156ページへ

［B］が［A］より4個以上多い

↓副交感神経が優位な状態に偏っている。対処法は162ページへ

［A］と［B］の差が3個以下

□体調に問題はない↓自律神経の偏りがなく健康な状態

□体調がすぐれない↓自律神経が不安定で免疫力が低下。対処法はPART6へ

生活を改善すると結果が変わってきます。1年に1度くらいはチェックしましょう。

Dr.安保のアドバイス

交感神経タイプか副交感神経タイプかで、効果的な免疫力アップ法がわかる！

免疫力アップ

42 肩こりや胃腸の不調は、交感神経の働き過ぎが原因

152～155ページのチェックで交感神経に偏っていた人は、このままほうっておくと体が酸素不足になり、体温が下がってきます。特に、疲れがとれないと感じている人は、黄色信号。

交感神経の偏りにもレベルがあります。レベルが高くなればなるほど、免疫力は下がり、さまざまな不調が起こってきます。深刻な病気を引き起こす前に、**できるだけ早い段階で偏りを解消する**ことが必要です。

ここでは、交感神経の偏りがどの程度進んでいるかをチェックしましょう。偏りのレベルごとに、おすすめの対処法をお教えします。

◉交感神経の偏りレベルを確かめよう

交感神経の偏りレベルを五段階に分けました。以下では、レベルごとに代表的な症状を示しています。症状が当てはまったところが、自分のレベルということです。例えば、レベル2とレベル3の項目にチェックがついた場合は、「レベル3」というように、複数にチェックがついた場合は、より高いほうのレベルが自分のレベルです。

【レベル1】

□呼吸が短く、浅い

□なんとなく疲れていると感じる

レベル1だけに当てはまった人は、交感神経が優位になり始めた段階。**深い呼吸を意識したり、甘いものを少量とって副交感神経を刺激すると、**回復することも多い。

→50、98ページ参照

【レベル2】

□腰や肩がこる　　　　　□体が少し重く感じる

全身の血流が悪くなってきている。**有酸素運動や体をゆする体操で体温を上げる。**

↓60、68ページ参照

【レベル3】

□全身の筋肉がこる　　　□耳鳴りがする

□眼精疲労が強い　　　　□こむら返りが起こりやすい

□にきびなどができ、肌が荒れている　□体重が減った、もしくは増えた

□イライラして怒りっぽくなった

病気の一歩手前の状態。このレベルまでで偏りを解消するようにしよう。**入浴でただちに体温を上げたり、十分な睡眠をとる。**自律神経を整える**爪もみも有効。**

↓86、106ページ参照

【レベル4】
□肩、背中、腰が痛む　□胃炎がある
□口内炎ができやすい　□便秘がある
□歯周病がある

【レベル5】
□極度の不眠で生活に支障をきたしている
□高血圧を指摘された
□胃潰瘍《かいよう》や十二指腸潰瘍と診断された

交感神経の偏りがレベル4や5になると、さまざまな病気が起こってくる。レベル5まで至ると、がんのリスクが高くなってしまう。**薬はさらに交感神経を刺激してしまうため、できるだけ使わず、副交感神経を活発にする食生活に**切り替える。

↓PART1～2、172ページ参照

◉交感神経の働き過ぎを防いで、がん予防

交感神経が活発になると、白血球のうちの**顆粒球**《かりゅうきゅう》が増えます。増えすぎた顆粒球は、体に悪影響を及ぼすことがあります。

顆粒球は、体に侵入した細菌などを丸のみして退治してくれます。この**顆粒球が死ぬときには、活性酸素が発生**します。活性酸素は、細胞を傷つけたり、老化させたりする作用があります。顆粒球が通常の量であれば問題ないのですが、**増え過ぎると、大量の活性酸素を処理しきれなくなる**のです。

活性酸素によって細胞が傷つくと、**「がん」**や**「胃潰瘍《かいよう》」「白内障」**が起こりやすくなります。細胞の老化によって起こる**「しみ」「しわ」「動脈硬化」**にも要注意です。

また、顆粒球は化膿を招くため、**「急性虫垂炎」**や**「にきび」「口内炎」**などの炎症性の病気も起こりやすくなります。

また、交感神経が緊張すると、顆粒球の量が増えるとともに、**ノルアドレナリンと**

いうホルモンの分泌量が増えます。

ノルアドレナリンは血管を収縮させるため、血流が悪化します。すると、**「肩こり」「腰痛」「ひざ痛」「歯周病」「高血圧」「痔」「偏頭痛」「不整脈」**など、さまざまな病気につながります。

また、排泄や分泌の働きが悪くなるので、**「便秘」「胆石」「結石」**が起こったり、知覚が鈍って、**「味覚の異常」**や**「難聴」「視力低下」**を招くこともあります。緊張や興奮をもたらす作用もあるので、**怒りっぽくなったり、「不眠」に悩まされることも**珍しくありません。

交感神経の偏りを解消すれば、ここであげたような病気を未然に防ぐことができます。早速、今日から生活改善に取り組みましょう。

Dr.安保のアドバイス

休んでも疲れがとれないときは、副交感神経を働かせる工夫を!

免疫力アップ

43 のんびり過ぎる生活はアレルギー体質になりやすい

152～155ページで、副交感神経に偏っていることがわかったら、このページで対処法を見ていきましょう。

これまで、さんざん副交感神経を働かせることが免疫力アップにつながるといってきました。それなのに、副交感神経の働き過ぎが免疫力を下げているというと、矛盾を感じる人もいるかもしれません。

副交感神経が活発になると、リンパ球が増えて免疫力が上がるのは確かです。しかし、それにも限度があります。**リンパ球が増え過ぎることで起こる不調もある**のです。

また、副交感神経は、血流をよくして体温を高めますが、その状態が長く続くと、今度はだんだんと熱が逃げて、体温が下がってきてしまいます。効果的な対処法をとるために、まずは、どれくらい副交感神経に偏ってしまっているかをチェックしましょう。

◉副交感神経の偏りレベルを確かめよう

副交感神経の偏りは、レベル1～5に分けられます。次のチェックで、症状が当てはまったところが、自分のレベルです。複数のレベルにチェックがついた場合は、より高いほうのレベルが自分のレベルと考えてください。

【レベル1】

□体を動かすのが面倒に感じる

この段階の人は、**日光を浴びる時間を増やして交感神経を刺激する**だけで、自律神経の偏りが改善することもある。↓102ページ参照

【レベル2】

□少し動いただけですぐに疲れる　□朝起きてもやる気が出ない

日中に活動し、夜は休むというように**自然のリズムに合わせて生活リズムを改善すると、**自律神経のバランスが整ってくる。　↓116ページ参照

【レベル3】

□皮膚が青白い　□脚がむくみやすい

□鼻炎がある　□痛みやかゆみが起こりやすい

□じんましんが出やすい　□体重が減った、もしくは増えた

□気分が落ち込みやすい

レベル3では、体温が下がって、血流も悪くなっている。のんびりし過ぎる生活が続いたために、筋力が低下している人も多い。**運動をして積極的に体を動かそう。爪もみは副交感神経タイプの人にも有効。**　↓PART3、86ページ参照

【レベル4】

□金属アレルギーがある
□虫刺されが重症化しやすい
□肩こりや腰痛がある

【レベル5】

□重い鼻炎がある
□アトピー性皮膚炎がある
□疲労感が強く、仕事や学校を休みがち

レベル4、5になると、アレルギー性の病気が起こってくる。気分の落ち込みややる気の低下も深刻で、日常生活に支障をきたしてしまう。**規則正しい生活を3か月間は続けてみよう。**アレルギーの症状を抑えるためにと、**むやみに薬を使わず、まずは体を温めて免疫力を高める。**

↓116、172ページ参照

◉交感神経を適度に働かせて、脱アレルギー体質！

副交感神経が**リンパ球**を増やすことは、これまでもお話ししてきました。リンパ球はがん細胞やウイルスを排除してくれる免疫の要ですが、増え過ぎると弊害もあります。**本来は体に害を与えない花粉や特定の食品なども、排除しようと攻撃してしまう**のです。

その結果起こってくるのが、「**花粉症**」や「**食物アレルギー**」です。花粉症で鼻水や涙がたくさん出てくるのは、敵とみなした花粉を体外に排出しようとしているのです。「**アトピー性皮膚炎**」もリンパ球の増え過ぎが原因で起こります。皮膚に付いたほこりやダニなどに、過剰に反応して炎症を起こしてしまうのです。

さらに、副交感神経が活発な状態だと、**アセチルコリン**というホルモンの分泌も増えます。アセチルコリンは、血管を拡げて全身の血流をよくします。この状態が長く続くと、動脈の血液量が増え過ぎて「**のぼせ**」やすくなったり、この反動で静脈の血流が停滞気味になって、**「うっ血」**が起こることがあります。

排泄する働きを活発にする作用もあるので、**「下痢」**になったり、骨がスカスカになってしまう**「骨粗しょう症」**のリスクが高くなります。

また、アセチルコリンは知覚を脳に伝える物質なので、**痛みやかゆみを強く感じやすくなります。**しもやけや虫刺されで、強烈なかゆみが起こる人もいます。

心を落ち着ける作用がある反面、増え過ぎてしまうと、**気力が減退したり、「うつ病」につながります。**

ストレスや過労がよくないからといって、のんびりし過ぎる生活にも、たくさんの弊害があることをわかっていただけましたか？　副交感神経ばかりに傾くのではなく、適度に交感神経を刺激して、メリハリのある生活を送りましょう。

Dr.安保のアドバイス

大人のアレルギー体質は、交感神経を刺激して改善！

免疫力アップ

44 鼻水の状態や脈拍から自律神経のバランスをチェックできる

152～155ページでチェックした生活習慣や体質以外にも、自律神経の偏りをチェックする方法があります。例えば「**鼻水**」。実は、体調によって鼻水の状態は変化しているのです。もう1つ身近な方法が、「**脈拍**」のチェックです。脈拍からわかることもたくさんあります。

ドロッとした鼻水は、疲れがたまっているサインかも？

自分の鼻水を観察したことはありますか？

あまり品のよい行動ではないので抵抗のある人もいると思いますが、**自律神経の状**

態をみる貴重なバロメーターなので、家で鼻をかんだときに、一度チェックしてみましょう。

□粘り気が強く、黄色っぽい鼻水が出る

仕事や家事、勉強などで疲れがたまっていると、ドロッとした鼻水が出やすい。これは、緊張やストレスで交感神経が活発になり、鼻水の分泌が抑えられるため。交感神経が活発になることで増えた顆粒球《かりゅうきゅう》が膿をつくり、黄色っぽくなる。心身に疲れがたまっているサインなので、**鼻水に粘り気が出てきたら、体を休めよう**。

□サラサラの鼻水が出る

サラサラの鼻水は、**副交感神経が活発に働いているサイン**。風邪のひき始めに水のような鼻水がたくさん出るのは、リンパ球を増やしてウイルスを排除しようと副交感神経が活発になるから。

鼻水の変化はわかりやすく、チェックに時間もかかりません。鼻をかんだときには少し意識を向けて、体のサインに気付いてあげましょう。

◉気分に変化がないのに、脈が速すぎたり遅すぎる場合は要注意

もう1つ、日ごろからチェックしてほしいのが、脈拍です。まずは、脈拍の測り方を覚えておきましょう。

【脈拍の測り方】

①手首の親指側の脈が触れる場所に、軽く指を当てる。

②安静にして、1分間脈を測る。15秒間測って4倍にしてもよい。

手首以外にも、耳の下辺りの首のくぼんでいる部分でも脈を測ることができます。運動した直後は誰でも脈拍が増えるので避け、**リラックスした状態で測りましょう。**

昼間の平常時の脈拍を測ることで、その日のコンディションがわかります。

脈拍は気分によっても左右します。悲しくて落ち込んでいるようなときは少なくなり、イライラしていたり、楽しいことがあって興奮しているときは脈拍が増えます。そのときの**気分に応じて脈拍が変化するのは自然なこと**なので、気にする必要はありません。

しかし、自分ではいたって**安定した気分なのに、1分間の脈拍が80回以上の場合や、54回以下の場合は自律神経が偏っている可能性**があります。80回以上と多すぎる場合は交感神経が働き過ぎていることを示し、54回以下と少なすぎる場合は副交感神経に偏っています。それぞれのタイプに合った対策をとりましょう（交感神経タイプは156ページ、副交感神経タイプは162ページ）。

Dr.安保のアドバイス

鼻水の状態や脈拍をチェックして、自律神経の偏りに気付き、免疫力の低下を防ぐ

免疫力アップ

45 痛みや発熱は、むやみに薬でとめず、免疫力で治す

何かしらの不調や病気で、痛みや発熱などの症状が現れたとき、あなたはどうしていますか?

〝病院に行って鎮痛薬や解熱剤をもらう〟〝市販の薬で対処する〟という人が多いのではないでしょうか。しかし、**薬が回復を遅らせている**ことがあります。**消炎鎮痛薬**や**解熱剤**、**胃腸薬**、**睡眠薬**といった比較的身近な薬の多くは、血管を収縮させる作用があります。ここで思い出していただきたいのが、そもそも体調をくずしてしまうのは、自律神経が乱れることによって体温が下がり、白血球の働きが悪くなるのが原因ということです。血流が悪化して病気になったのに、薬によってさらに血流が悪くなると、

症状がさらに悪化してしまう危険があるのです。

筋肉痛は薬を使わずに休養する

肩こりなどの筋肉痛やひざ痛などの関節痛に悩む方が、1年中、湿布や痛み止めを使っているのをよく見ます。消炎鎮痛薬を使って血流を一時的に止めると、痛みが治まります。効果が切れると、また使うというくり返しです。**筋肉痛や関節痛を根本的に治すには、休養が不可欠**です。

即効性はありませんが、体を温めて血流をよくし、安静にしていれば、痛みはしだいに治まってきます。

また、慢性的に薬を服用する病気に、**高血圧や糖尿病、脂質異常症**といった生活習慣病があります。これらの病気も、**薬をのんで数値が下がったからといって治っているわけではない**ので、まずは生活を改善します。ストレスを減らして免疫力を高めることが、有効であるとわかっています（124ページ参照）。

●我慢できないほどの痛みや長引く高熱には薬が効果的

どんなときでも薬を使ってはいけない、というわけではありません。**「病気のなり始めで急激に症状が現れている」「我慢できないほどの痛みがある」「高熱が続いて体が負けそうになっている」**というような場合には、薬が有効です。こういった強い症状を我慢していると、体力が消耗して免疫力が下がってしまったり、ストレスのもとになってしまいます。ただし、**症状が落ち着いてきたら服用は中止**しましょう。

医師から処方された薬を飲んでいる人は、自己判断でやめずに、主治医に相談したうえで決めましょう。しかし、むやみに大量の薬を処方する医師には要注意です。自然治癒力を重視する東洋医学的な考えをもっている医師に相談してみましょう。*

Dr.安保のアドバイス

薬の長期服用が免疫力を下げる原因になることも！

＊日本自律神経免疫治療研究会のホームページでは、安保先生と同じような考えをもつ医療機関を調べられる（http://immunity-club.com/）

●著者
安保　徹（あぼ　とおる）
医学博士。新潟大学名誉教授。
1972年、東北大学医学部卒業。1980年、米国アラバマ大学留学中にヒトNK細胞の抗原CD57に関するモノクローナル抗体を作成。1989年に胸腺外分化T細胞を発見、96年には白血球の自律神経支配のメカニズムを世界で初めて解明した。『体温免疫力』（ナツメ社）、『今すぐできる！　免疫力を上げる31のルール』（学研パブリッシング）など著書、監修書多数。2016年12月逝去。

※本書は、2015年発行『健康図解 今すぐできる!　免疫力を上げる31のルール』をもとに、大幅加筆し、再編集したものです。

健康実用　**安保 徹の免疫力を上げる45の方法**

2015年12月8日　第1刷発行
2025年4月9日　第10刷発行

著　者　安保　徹
発行人　川畑　勝
編集人　中村絵理子
編集長　古川英二
発行所　株式会社Gakken
〒141-8416　東京都品川区西五反田2-11-8
印刷所　中央精版印刷株式会社

この本に関する各種お問い合わせ先

●本の内容については、下記サイトのお問い合わせフォームよりお願いします。
https://www.corp-gakken.co.jp/contact/
●在庫については　TEL 03-6431-1250(販売部)
●不良品(落丁、乱丁)については　TEL 0570-000577
学研業務センター　〒354-0045 埼玉県入間郡三芳町上富 279-1
●上記以外のお問い合わせは　TEL 0570-056-710(学研グループ総合案内)

staff
装丁　高橋芳枝（高橋デザイン事務所）
本文デザイン　バラスタジオ、高橋芳枝（高橋デザイン事務所）
校正　渡邉郁夫
編集協力　オフィス201（小形みちよ、狩谷恵子）重信真奈美